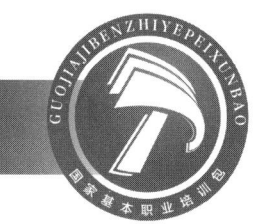 

国家基本职业培训包（指南包 课程包）

健康照护师（长期照护师）

人力资源社会保障部职业能力建设司
国家医疗保障局医药服务管理司　编制

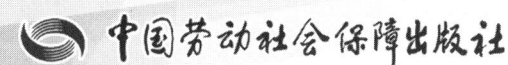

图书在版编目（CIP）数据

健康照护师. 长期照护师 / 人力资源社会保障部职业能力建设司，国家医疗保障局医药服务管理司编制. -- 北京：中国劳动社会保障出版社，2025. --（国家基本职业培训包：指南包　课程包）. -- ISBN 978-7-5167-6951-5

Ⅰ. R47

中国国家版本馆 CIP 数据核字第 2025YE0832 号

中国劳动社会保障出版社出版发行

（北京市惠新东街 1 号　邮政编码：100029）

*

三河市华骏印务包装有限公司印刷装订　新华书店经销

880 毫米 ×1230 毫米　16 开本　5.25 印张　91 千字
2025 年 3 月第 1 版　2025 年 8 月第 2 次印刷
定价：**16.00 元**

营销中心电话：400-606-6496

出版社网址：https://www.class.com.cn

版权专有　　侵权必究

如有印装差错，请与本社联系调换：（010）81211666

我社将与版权执法机关配合，大力打击盗印、销售和使用盗版图书活动，敬请广大读者协助举报，经查实将给予举报者奖励。

举报电话：（010）64954652

编 制 说 明

为加快推进健康照护师（长期照护师）专业化、职业化、规范化发展，从服务供给侧为长期护理保险制度建设打下良好基础，人力资源社会保障部联合国家医疗保障局组织有关专家，编制了《健康照护师（长期照护师）国家基本职业培训包（指南包 课程包）》（以下简称培训包）。

本培训包以《健康照护师（长期照护师）国家职业标准（2024年版）》和企业岗位技术规范为依据，遵循《职业培训包开发技术规程（试行）》有关要求，对健康照护师（长期照护师）基本素质及技能培训要求、课程规范、考核规范等进行了描述，为职业培训机构开展职业技能培训服务提供了工作规范和指南。

致　　谢

《国家基本职业培训包（指南包、课程包）——长期照护师》在编制过程中得到了中国劳动和社会保障科学研究院、中国研究型医院学会护理教育专业委员会等单位和相关人员的大力支持。王艳艳、王社芬、翟颖莉、张艳燕、罗萍、赵媛媛、林君丽、严晶、赵艺嵘、孙红、王贞慧、黄迎春、纪斌、罗琳文、周欢庆、武韬等专家参与了编审工作，在此一并致谢。

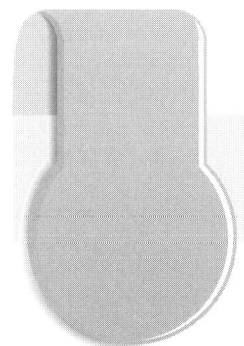

目　录

1　指　南　包

1.1　职业培训包使用指南 …………………………………………………… 002
    1.1.1　职业培训包结构与内容 ……………………………………… 002
    1.1.2　培训课程体系介绍 …………………………………………… 003
    1.1.3　培训课程选择指导 …………………………………………… 007
1.2　职业指南 ………………………………………………………………… 007
    1.2.1　职业描述 ……………………………………………………… 007
    1.2.2　职业培训对象 ………………………………………………… 007
    1.2.3　就业前景 ……………………………………………………… 007
1.3　培训机构设置指南 ……………………………………………………… 008
    1.3.1　师资配备要求 ………………………………………………… 008
    1.3.2　培训场所设备配置要求 ……………………………………… 008
    1.3.3　教学资料配备要求 …………………………………………… 010
    1.3.4　管理人员配备要求 …………………………………………… 010
    1.3.5　管理制度要求 ………………………………………………… 010

2　课　程　包

2.1　培训要求 ………………………………………………………………… 012
    2.1.1　职业基本素质培训要求 ……………………………………… 012
    2.1.2　五级/初级职业技能培训要求 ………………………………… 013

目录

- 2.1.3 四级/中级职业技能培训要求 ················016
- 2.1.4 三级/高级职业技能培训要求 ················019

2.2 课程规范 ················022
- 2.2.1 职业基本素质培训课程规范 ················022
- 2.2.2 五级/初级职业技能培训课程规范 ················026
- 2.2.3 四级/中级职业技能培训课程规范 ················032
- 2.2.4 三级/高级职业技能培训课程规范 ················038
- 2.2.5 培训建议中培训方法说明 ················042

2.3 考核规范 ················043
- 2.3.1 职业基本素质培训考核规范 ················043
- 2.3.2 五级/初级职业技能培训理论知识考核规范 ················044
- 2.3.3 五级/初级职业技能培训操作技能考核规范 ················046
- 2.3.4 四级/中级职业技能培训理论知识考核规范 ················046
- 2.3.5 四级/中级职业技能培训操作技能考核规范 ················048
- 2.3.6 三级/高级职业技能培训理论知识考核规范 ················048
- 2.3.7 三级/高级职业技能培训操作技能考核规范 ················050

附录 培训要求与课程规范对照表

- 附录1 职业基本素质培训要求与课程规范对照表 ················052
- 附录2 五级/初级职业技能培训要求与课程规范对照表 ················055
- 附录3 四级/中级职业技能培训要求与课程规范对照表 ················062
- 附录4 三级/高级职业技能培训要求与课程规范对照表 ················070

1
指南包

1.1 职业培训包使用指南

1.1.1 职业培训包结构与内容

健康照护师（长期照护师）职业培训包（以下简称长期照护师职业培训包）由指南包、课程包、资源包三个子包构成，结构如下图所示。

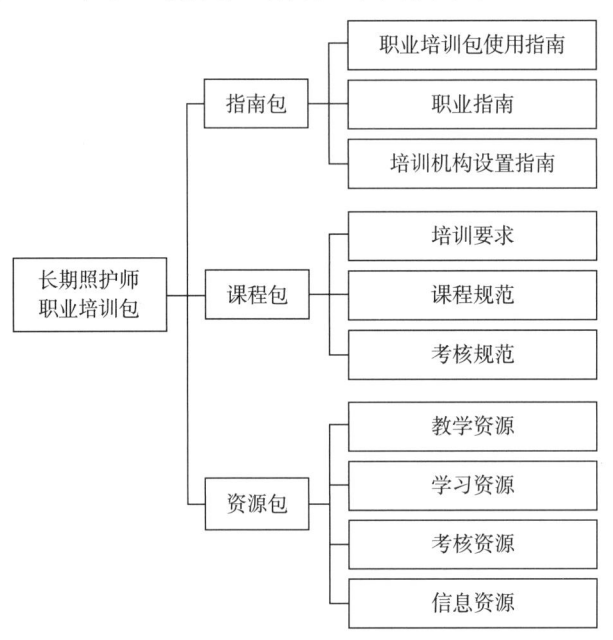

职业培训包结构图

指南包是指导培训机构、培训教师与学员开展职业培训的服务性内容总和，包括职业培训包使用指南、职业指南和培训机构设置指南。职业培训包使用指南是培训教师与学员了解本职业培训包内容、选择培训课程、使用培训资源的说明性文本，职业指南是对职业信息的概述，培训机构设置指南是对培训机构开展职业培训提出的具体要求。

课程包是培训机构与教师实施职业培训、培训学员接受职业培训必须遵守的规范总和，包括培训要求、课程规范、考核规范。培训要求是参照国家职业标准，结合职业岗位工作实际需求制定的职业培训规范。课程规范是依据培训要求，结合职业培训教学规律，对课程设置、课堂学时、课程内容与培训方法等所做的统一规定。考核规范是针对课程规范中所规定的课程内容制定的，能够科学评价培训学员过程性学习效果与终结性培训成果的规则，是客观衡量培训学员职业基本素质与职业技能水平的标准,也是实施职业培训过程性考核与终结性考核的依据。

资源包是依据课程包要求,基于培训学员特征,遵循职业培训教学规律,应用先进职业培训课程理念,开发的多媒介、多形式的职业培训与考核资源总和,包括教学资源、学习资源、考核资源和信息资源。教学资源是为培训教师组织实施职业培训教学活动提供的相关资源,学习资源是为培训学员学习职业培训课程提供的相关资源,考核资源是为培训机构和教师实施职业培训考核提供的相关资源,信息资源是为培训教师和学员拓宽视野提供的体现科技进步、职业发展的相关动态资源。

1.1.2 培训课程体系介绍

长期照护师职业培训课程体系依据职业技能等级分为职业基本素质培训课程、五级/初级职业技能培训课程、四级/中级职业技能培训课程和三级/高级职业技能培训课程,每一类课程包含模块、课程和学习单元三个层级。长期照护师职业培训课程体系源自本职业培训包课程包中的课程规范,以学习单元为基础,形成职业层次清晰、内容丰富的"培训课程超市"。

长期照护师职业培训课程学时分配一览表

职业技能等级	课堂学时		其他学时	培训总学时
	职业基本素质培训课程	职业技能培训课程		
五级/初级	10(+10)	30(+10)	20	60(+20)
四级/中级	—	24(+12)	12	36(+12)
三级/高级	—	16(+14)	14	30(+14)

注:课堂学时是指培训机构开展的理论课程教学及实操课程教学的建议最低学时数,其中,职业基本素质培训课程为理论知识培训课程,对于五级/初级级别为必修课程,对于四级/中级及以上级别为选修或自学课程;职业技能培训课程包含理论知识和操作技能培训课程。"*(+*)"的表示方式中,括号外的学时对应课堂学时数,括号内的学时对应线上学时数。除课堂学时外,培训总学时还应包括岗位实习、现场观摩、自学自练等其他学时。

(1)职业基本素质培训课程

模块	课程		学习单元	课堂学时
1. 职业道德	1-1	职业道德基本知识	职业道德基本知识	1
	1-2	职业守则	长期照护师职业基本认知与职业守则	1
2. 长期照护师工作须知	2-1	照护伦理知识	照护伦理知识	1(+1)
	2-2	长期照护师服务礼仪规范	长期照护师服务礼仪规范	1(+1)
	2-3	长期照护服务工作流程	长期照护服务工作流程	1(+2)

指南包

续表

模块	课程	学习单元	课堂学时
3．长期护理保险基础知识	3-1 长期护理保险制度及基本政策	长期护理保险制度及基本政策	1（+1）
	3-2 长期护理保险服务提供方式及内容	长期护理保险服务提供方式及内容	1（+2）
4．照护安全基础知识	照护安全基础知识	照护安全基础知识	1（+2）
5．消防安全基础知识	消防安全基础知识	消防安全基础知识	1（+1）
6．相关法律法规知识	相关法律法规知识	相关法律法规知识	1
课堂学时合计			10（+10）

（2）五级／初级职业技能培训课程

模块	课程	学习单元	课堂学时
1．生活照护	1-1 清洁照护	（1）头面部和手、足部清洁照护	2
		（2）口腔清洁照护	1
		（3）洗发照护	2
		（4）洗浴照护	2（+1）
		（5）会阴清洁照护	1（+1）
		（6）整理和更换床上用品	2（+1）
	1-2 穿脱衣物	（1）穿脱衣服、鞋袜	2（+1）
		（2）穿戴辅助器具	1（+1）
	1-3 饮食照护	（1）协助进食、进水	2
		（2）评估膳食种类和摄入量需求	1
	1-4 排泄照护	（1）协助排泄	1（+1）
		（2）排泄后处理	1（+1）
		（3）排泄物观察、记录与报告	1
2．基础护理	2-1 生命体征及血糖测量	（1）测量生命体征	1
		（2）测量血糖	1
	2-2 基础感染防控	手卫生及防护用品的使用	1（+1）
3．应急处置	3-1 急情识别	急情识别	1
	3-2 应急处理	应急处理	1

续表

模块	课程	学习单元	课堂学时
4. 功能维护	4-1 体位管理	（1）协助翻身	1
		（2）协助摆放良肢位	1（+1）
		（3）协助完成床上移动和床椅（轮椅）转移	1（+1）
	4-2 日常活动指导	（1）进食辅具的使用指导	1
		（2）排泄辅具的使用指导	1
		（3）尿、便吸收辅具的使用指导	1
课堂学时合计			30（+10）

（3）四级／中级职业技能培训课程

模块	课程	学习单元	课堂学时
1. 生活照护	1-1 清洁照护	（1）管饲长期照护对象口腔清洁	1（+1）
		（2）留置导尿管长期照护对象会阴清洁	1（+1）
	1-2 饮食照护	（1）留置胃管、胃造瘘长期照护对象管饲照护	1（+1）
		（2）空肠造瘘长期照护对象管饲照护	1（+1）
	1-3 排泄照护	（1）更换尿袋与诱导排尿	1（+1）
		（2）协助排便	1（+2）
		（3）失禁护理	1
2. 基础护理	2-1 生命体征监测	异常生命体征识别	1（+1）
	2-2 基础感染防控	基础感染防控	1（+1）
	2-3 安全护理	（1）常见意外伤害风险评估及防范	1（+2）
		（2）低血糖者紧急护理	1
		（3）皮肤压力性损伤预防指导	1
3. 对症护理	3-1 症状识别	症状识别	
	3-2 症状处理	（1）呼吸异常症状处理	1（+1）
		（2）排便异常症状处理	1
		（3）皮肤异常症状处理	1
4. 功能维护	4-1 日常活动指导	（1）翻身指导训练	1
		（2）进食指导训练	1
		（3）穿脱衣裤、鞋袜指导训练	1
		（4）如厕指导训练	1
	4-2 功能指导训练	（1）膀胱功能训练	1
		（2）盆底肌功能训练	1

指南包

续表

模块	课程	学习单元	课堂学时
5. 心理照护	5-1 沟通交流	沟通交流	1
	5-2 精神慰藉	异常情绪识别及报告	1
课堂学时合计			24（+12）

（4）三级/高级职业技能培训课程

模块	课程	学习单元	课堂学时
1. 基础护理	1-1 生命体征监测	生命体征监测	1（+1）
	1-2 安全护理	（1）常见意外事件紧急处理指导	1（+3）
		（2）安全活动环境布置指导	1
		（3）预防皮肤压力性损伤计划制订及护理指导	1
		（4）异常行为识别与护理措施指导	1
	1-3 用药护理	（1）协助口服、管饲给药	1
		（2）协助给予外用药	1
2. 疾病护理	2-1 常见慢性病的护理指导	（1）高血压、冠心病患者健康教育及基础护理指导	1
		（2）脑卒中、帕金森病患者健康教育及基础护理指导	1（+1）
		（3）糖尿病、慢性阻塞性肺病患者健康教育及基础护理指导	1
	2-2 常见传染性疾病的预防护理	（1）常见呼吸系统传染病预防护理	1（+1）
		（2）常见消化系统传染病预防护理	1
		（3）常见皮肤传染病预防护理	1（+1）
3. 功能维护	3-1 日常活动指导	日常活动指导	1（+3）
	3-2 功能训练	主、被动肢体活动指导	1（+3）
4. 心理照护	4-1 沟通交流	沟通交流与精神慰藉	1（+1）
	4-2 精神慰藉		
课堂学时合计			16（+14）

1.1.3　培训课程选择指导

职业基本素质培训课程为必修课程，相当于本职业的入门课程。各等级职业技能培训课程由培训机构教师根据培训学员实际情况，遵循高级别涵盖低级别的原则进行选择。

原则上，初入职的培训学员应学习职业基本素质培训课程和五级/初级职业技能培训课程的全部内容。有职业技能等级提升需求的培训学员，可按照国家职业标准的"职业评价要求"，对照自身需求选择更高等级的培训课程。

具有一定从业经验、无职业技能等级晋升要求的培训学员，可根据自身实际情况自主选择本职业培训课程。具体方法为：（1）选择课程模块；（2）在模块中筛选课程；（3）在课程中筛选学习单元；（4）组合成本次培训的课程内容。

培训教师可以根据以上方法对培训学员进行单独指导。对于订单培训，培训教师可以按照如上方法，对照订单要求进行培训课程的选择。

1.2　职业指南

1.2.1　职业描述

长期照护师是指运用基本生活照料及护理知识、技能，在家庭、社区、养老机构、医疗机构等场所，为享受长期护理保险待遇人员等人群提供基本生活照料及与之密切相关的医疗护理、功能维护、心理照护等服务的从业人员。

1.2.2　职业培训对象

长期照护师职业培训的对象主要包括：城乡未继续升学的应届初高中毕业生、农村转移就业劳动者、城镇登记失业人员、转岗转业人员、退役军人、企业在职职工、高校毕业生等各类有培训需求和有意愿从事长期照护服务的劳动者。

1.2.3　就业前景

长期照护师在建立长期护理保险制度的背景下设立，主要服务于享受长期护理保险待遇人员等人群。长期照护师经过职业培训考核，可受聘于养老机构、医疗机构、医养结合机构、临终关怀机构、提供居家上门服务的护理服务机构等长期护理保险定点护理服务机构，从事居家护理、社区护理和机构护理等长期护理服务，可向服务机构站长、长期照护部门主管、长期照护技术总监、机构运营管理者以及长期照护培训教师、长期照护技能大师等逐步晋升。

1.3 培训机构设置指南

1.3.1 师资配备要求

（1）培训教师任职基本条件

1）培训五级/初级、四级/中级长期照护师的教师应具有本职业三级/高级及以上职业资格（职业技能等级）证书或相关专业中级及以上专业技术职务任职资格。

2）培训三级/高级长期照护师的教师应具有相关专业中级及以上专业技术职务任职资格。

（2）培训教师数量要求（以40人培训班为基准）

1）理论课堂授课教师：培训规模超过40人的，按教师与学员之比不低于1∶40配备教师。

2）实训课堂指导教师：培训规模超过40人的，按教师与学员之比不低于1∶20配备教师。

1.3.2 培训场所设备配置要求

培训场所设备配置要求如下（以40人培训班为基准）：

（1）理论知识培训场所设备配置要求：60平方米以上标准教室，多媒体教学设备（计算机、网络接入设备、投影仪、幕布或显示屏、音响设备等）、黑（白）板、教师示教台、40套以上桌椅，符合照明、通风、安全等相关规定。

（2）操作技能培训场所设备配置要求：分2间实操室上课，每间实操室20人，每4人一套基本用物。须具有符合国家标准或其他相关规定的、与长期照护相关的设施、设备和用品，照明、通风和安全条件良好。配有教师示教台、学员操作台、学员操作床单位、模型、操作用物及物品柜等。

操作技能培训场所设备、模型、操作用物等配置要求如下：

等级	实训设备	模型	操作用物
五级/初级	护理床（带床挡）、床头柜、床旁椅、护理车、轮椅、简易血糖仪、洗澡椅、坐便椅、4人位桌子及椅子、操作台、物品柜、屏风	（1）男女护理模拟人，男女外阴模型、牙齿模型、心肺复苏模拟人 （2）膳食结构宝塔模型或图片、常用膳食图谱	（1）生活照护：棉被、床褥、枕头、被套、床单、枕套、靠垫、床刷、床刷套，浴巾、毛巾、小方毛巾、防水油布（橡胶单）、梳子、镜子、（电动）剃须刀、指（趾）甲刀、义齿、牙刷、压舌板、大棉棒（口腔清洁用）、吹风机、脸盆、洗头器、水壶、暖瓶、模拟洗护用品（漱口水、牙膏、润唇膏、润肤油、洗发水、香皂、沐浴露等）清洁衣裤（包括套头衫、开衫）、鞋袜、简易矫形器（膝关节固定器、手功能康复器、足踝矫形器）、水杯、餐具、餐巾纸、围兜、助食筷、防洒盘、便盆、尿壶（男用/女用）、冲洗壶、会阴冲洗包、卫生纸、纸尿裤、护理垫、大小便标本盒、手电筒、水温计、室内温湿度计 （2）基础护理：体温计（水银体温计和消毒盒、电子体温计）、血压计（水银、电子）、听诊器、血糖监测用物、快速手消毒液、消毒棉签、棉球、口罩、帽子、手套、防护服、物理化学消毒用物、锐器盒、垃圾袋（黑色、黄色）、治疗盘 （3）应急处理：电话、按压板、脚凳 （4）功能维护：翻身枕、轮椅、排泄辅具、进食辅具、尿便收集辅具
四级/中级	气垫减压床或褥子	（1）胃、空肠造瘘管饲模型 （2）男女留置导尿管模型 （3）盆底肌训练图片、皮肤压力性损伤模型	（1）治疗盘、碗、垫巾、常用漱口液（生理盐水）、无菌大棉签；留置导尿管、冲洗壶、塑料便盆、尿袋、消毒碘棉签；开塞露、清洁手套、垃圾袋 （2）鼻饲管、50毫升注射器、量杯；10%葡萄糖溶液、糖果 （3）体温脉搏呼吸血压测量用物、床挡、拐杖、助行器 （4）焦虑、抑郁评定量表
三级/高级		步行台阶模具，食物模具	（1）血压计、指夹式血氧仪 （2）口服药（片剂、丸剂、水剂）、眼部、耳部、鼻部使用药物，贴敷和涂擦药物 （3）常见疾病健康教育图片、食物、写字板、彩色笔、纸 （4）隔离衣、防护衣、屏风 （5）保护带（腕带、腰带）、保护座椅

注：上表仅作参考使用，各地可根据实际情况配置。

1.3.3 教学资料配备要求

（1）培训规范：《健康照护师（长期照护师）国家职业标准（2024年版）》《长期照护师职业基本素质培训要求》《长期照护师职业技能培训要求》《长期照护师职业基本素质培训课程规范》《长期照护师职业技能培训课程规范》《长期照护师职业基本素质培训考核规范》《长期照护师职业技能培训理论知识考核规范》《长期照护师职业技能培训操作技能考核规范》。

（2）教材教辅：根据《健康照护师（长期照护师）国家职业标准（2024年版）》《健康照护师（长期照护师）国家基本职业培训包》等编写的相关规范性教材教辅。

（3）参考资料：符合"（1）培训规范"要求的教学与学习资源（含网络资源）。

1.3.4 管理人员配备要求

（1）专职校长：1人，应具有大专及以上文化程度、中级及以上专业技术职务任职资格，从事职业技术教育及教学管理5年以上，熟悉职业培训有关法律法规。

（2）教学管理人员：2人以上，专职不少于2人，应具有大专及以上文化程度、初级及以上专业技术职务任职资格，从事职业技术教育及教学管理5年以上，具有丰富的教学管理经验。

（3）办公室人员：1人以上，应具有大专及以上文化程度。

（4）财务管理人员：2人，应具有大专及以上文化程度，具有财务管理、会计、金融等从业资格证书。

1.3.5 管理制度要求

应建立健全完备的管理制度，包括培训管理、教师管理、学员管理、财务管理、设备管理、安全管理等制度。

2 课程包

2.1 培训要求

2.1.1 职业基本素质培训要求

职业基本素质模块	培训内容	培训细目
1. 职业道德	1-1 职业道德基本知识	(1) 职业道德的含义和特点 (2) 职业道德的作用
	1-2 职业守则	(1) 长期照护师职业基本认知 (2) 长期照护师职业守则
2. 长期照护师工作须知	2-1 照护伦理知识	(1) 对长期照护对象的人文关怀 (2) 对长期照护师的人文关怀
	2-2 长期照护师服务礼仪规范	(1) 长期照护师仪容仪表礼仪 (2) 长期照护师行为举止礼仪
	2-3 长期照护服务工作流程	(1) 居家照护工作流程 (2) 机构照护工作流程
3. 长期护理保险基础知识	3-1 长期护理保险制度及基本政策	(1) 长期护理保险制度 (2) 长期护理保险失能等级评估 (3) 长期照护师国家职业标准 (4) 长期护理保险其他政策
	3-2 长期护理保险服务提供方式及内容	(1) 长期护理保险服务提供方式 (2) 长期护理保险服务内容
4. 照护安全基础知识	照护安全基础知识	(1) 照护对象的活动安全知识 (2) 照护对象的卫生安全知识 (3) 照护对象的环境安全知识 (4) 急救基本常识 (5) 自然灾害及突发安全问题的应对处理知识
5. 消防安全基础知识	消防安全基础知识	(1) 消防安全标志及其含义 (2) 火灾报警、扑救初起火灾、自救互救、应急疏散逃生知识 (3) 照护服务用火、用电、用气安全常识 (4) 协助长期照护对象进行火灾逃生避难基础知识 (5) 突发火灾等情况下妥善移动长期照护对象的基本方法

续表

职业基本素质模块	培训内容	培训细目
6. 相关法律法规知识	相关法律法规知识	（1）《中华人民共和国劳动法》相关知识 （2）《中华人民共和国劳动合同法》相关知识 （3）《中华人民共和国老年人权益保障法》相关知识 （4）《中华人民共和国妇女权益保障法》相关知识 （5）《中华人民共和国传染病防治法》相关知识

2.1.2 五级／初级职业技能培训要求

职业功能模块	培训内容	技能目标	培训细目
1. 生活照护	1-1 清洁照护	1-1-1 能为长期照护对象提供头面部清洁、梳理照护	（1）为长期照护对象提供头发梳理照护 （2）为长期照护对象提供面部清洁照护
		1-1-2 能为长期照护对象提供手、足部清洁照护	（1）为长期照护对象提供手部清洁照护 （2）为长期照护对象提供足部清洁照护
		1-1-3 能为长期照护对象修剪指／趾甲	为长期照护对象修剪指／趾甲
		1-1-4 能为长期照护对象清洁口腔	（1）协助长期照护对象漱口 （2）协助长期照护对象刷牙
		1-1-5 能为长期照护对象摘戴活动性义齿并进行清洗保养	（1）协助长期照护对象摘戴活动性义齿 （2）对义齿进行清洗保养
		1-1-6 能为长期照护对象提供洗发照护	（1）为长期照护对象提供床旁洗发照护 （2）为长期照护对象提供床上洗发照护 （3）为长期照护对象修剪头发
		1-1-7 能为长期照护对象提供洗浴（擦浴、淋浴、盆浴）照护	（1）为长期照护对象提供擦浴照护 （2）为长期照护对象提供淋浴照护 （3）为长期照护对象提供盆浴照护

续表

职业功能模块	培训内容	技能目标	培训细目
1．生活照护	1-1 清洁照护	1-1-8 能为长期照护对象清洁会阴	为长期照护对象清洁会阴
		1-1-9 能为长期照护对象整理、更换床上用品	（1）为长期照护对象整理床单位 （2）为长期照护对象更换床上用品
	1-2 穿脱衣物	1-2-1 能为长期照护对象穿脱衣服、鞋袜	（1）为长期照护对象穿脱衣服 （2）为长期照护对象穿脱鞋袜
		1-2-2 能为长期照护对象穿戴简易矫形器等辅助器具	（1）协助长期照护对象穿戴膝关节固定器 （2）协助长期照护对象穿戴手功能康复器 （3）协助长期照护对象穿戴足踝矫形器
	1-3 饮食照护	1-3-1 能根据长期照护对象具体情况选择合适体位并协助其进食、进水	（1）协助长期照护对象自主进食 （2）协助不能自主进食的长期照护对象进食 （3）协助长期照护对象进水 （4）观察长期照护对象吞咽状况
		1-3-2 能评估长期照护对象常见膳食种类和摄入量，并记录和报告异常情况	（1）评估长期照护对象常见膳食种类需求 （2）评估长期照护对象常见膳食摄入量需求 （3）根据评估记录报告长期照护对象膳食种类和摄入量异常情况
	1-4 排泄照护	1-4-1 能为长期照护对象提供床上使用便器、协助如厕等照护	（1）协助长期照护对象使用小便器 （2）协助长期照护对象使用便盆 （3）协助长期照护对象如厕
		1-4-2 能为长期照护对象更换护理垫、纸尿裤，以及倾倒排泄物	（1）为长期照护对象更换护理垫 （2）为长期照护对象更换纸尿裤 （3）为长期照护对象倾倒排泄物
		1-4-3 能观察长期照护对象排泄物的性状、颜色、次数及量，并报告异常情况	（1）观察长期照护对象排泄物的性状、颜色、次数及量 （2）记录报告长期照护对象排泄物异常情况

续表

职业功能模块	培训内容	技能目标	培训细目
2．基础护理	2-1 生命体征及血糖测量	2-1-1 能为长期照护对象测量体温并报告	为长期照护对象测量体温并记录和报告
		2-1-2 能为长期照护对象测量脉搏并报告	为长期照护对象测量脉搏并记录和报告
		2-1-3 能为长期照护对象测量呼吸并报告	为长期照护对象测量呼吸并记录和报告
		2-1-4 能为长期照护对象测量血压并报告	为长期照护对象测量血压并记录和报告
		2-1-5 能为长期照护对象测量血糖并报告	为长期照护对象测量血糖并记录和报告
	2-2 基础感染防控	2-2-1 能进行手部清洁	手部清洁
		2-2-2 能进行卫生手消毒	卫生手消毒
		2-2-3 能使用防护用品为长期照护对象进行防护	(1) 正确使用医用口罩 (2) 正确使用医用帽 (3) 正确使用外科手套
3．应急处置	3-1 急情识别	3-1-1 能识别长期照护对象噎食、误吸	识别长期照护对象噎食、误吸
		3-1-2 能识别长期照护对象呼吸心跳骤停	识别长期照护对象呼吸心跳骤停
	3-2 应急处理	3-2-1 能为噎食、误吸的长期照护对象拨打"120"急救电话	为噎食、误吸的长期照护对象正确拨打"120"急救电话
		3-2-2 能为呼吸心跳骤停的长期照护对象拨打"120"急救电话	为呼吸心跳骤停的长期照护对象正确拨打"120"急救电话
4．功能维护	4-1 体位管理	4-1-1 能协助长期照护对象翻身	(1) 协助偏瘫的长期照护对象翻身 (2) 协助截瘫的长期照护对象翻身 (3) 协助四肢瘫痪的长期照护对象翻身
		4-1-2 能协助长期照护对象进行良肢位的摆放	(1) 协助长期照护对象进行床上卧位良肢位摆放 (2) 协助长期照护对象进行床上坐位良肢位摆放 (3) 协助长期照护对象进行轮椅坐位良肢位摆放

续表

职业功能模块	培训内容	技能目标	培训细目
4. 功能维护	4-1 体位管理	4-1-3 能协助长期照护对象完成床上移动、床椅（轮椅）转移	（1）协助长期照护对象完成床上移动 （2）协助长期照护对象完成床椅（轮椅）转移
	4-2 日常指导	4-2-1 能指导长期照护对象使用适宜的进食辅具	（1）指导长期照护对象正确使用助食筷 （2）指导长期照护对象正确使用防洒盘 （3）指导长期照护对象正确使用防抖勺
		4-2-2 能指导长期照护对象使用适宜的排泄辅具	（1）指导长期照护对象正确使用坐便椅 （2）指导长期照护对象正确使用其他排泄辅具
		4-2-3 能指导长期照护对象使用适宜的尿、便吸收辅具	（1）指导长期照护对象正确使用护理垫 （2）指导长期照护对象正确使用纸尿裤 （3）指导长期照护对象正确使用其他尿、便吸收辅具

2.1.3 四级/中级职业技能培训要求

职业功能模块	培训内容	技能目标	培训细目
1. 生活照护	1-1 清洁照护	1-1-1 能为管饲的长期照护对象清洁口腔	为管饲长期照护对象清洁口腔
		1-1-2 能为留置导尿管的长期照护对象清洁会阴	为留置导尿管的长期照护对象清洁会阴
	1-2 饮食照护	1-2-1 能为留置胃管、胃造瘘的长期照护对象提供管饲照护	（1）为留置胃管、胃造瘘的长期照护对象选择管饲饮食 （2）为留置胃管、胃造瘘的长期照护对象提供管饲照护
		1-2-2 能为空肠造瘘的长期照护对象提供管饲照护	（1）为空肠造瘘的长期照护对象选择管饲饮食 （2）为空肠造瘘的长期照护对象提供管饲照护
	1-3 排泄照护	1-3-1 能为长期照护对象更换尿袋	（1）识别尿袋种类 （2）为长期照护对象更换尿袋
		1-3-2 能对尿潴留的长期照护对象进行诱导排尿	为尿潴留的长期照护对象进行诱导排尿

续表

职业功能模块	培训内容	技能目标	培训细目
1. 生活照护	1-3 排泄照护	1-3-3 能为长期照护对象使用排便辅助方法协助排便	(1) 用开塞露协助长期照护对象排便 (2) 用人工取便的方法协助长期照护对象排便
		1-3-4 能对尿失禁、便失禁的长期照护对象进行失禁护理	(1) 为尿失禁的长期照护对象提供照护 (2) 为便失禁的长期照护对象提供照护
2. 基础护理	2-1 生命体征识别	2-1-1 能识别长期照护对象异常体温并报告	识别长期照护对象异常体温并报告
		2-1-2 能识别长期照护对象异常脉率并报告	识别长期照护对象异常脉率并报告
		2-1-3 能识别长期照护对象异常呼吸并报告	识别长期照护对象异常呼吸并报告
		2-1-4 能识别长期照护对象异常血压并报告	识别长期照护对象异常血压并报告
	2-2 基础感染防控	2-2-1 能处理长期照护对象的呼吸道分泌物	(1) 观察长期照护对象呼吸道分泌物的颜色、量和气味 (2) 处理长期照护对象呼吸道分泌物
		2-2-2 能观察处理长期照护对象呕吐物、排泄物	(1) 观察长期照护对象呕吐物、排泄物的颜色、量及气味 (2) 处理长期照护对象呕吐物和排泄物
		2-2-3 能为长期照护对象提供保护性隔离防护	为长期照护对象提供保护性隔离防护
	2-3 安全护理	2-3-1 能评估长期照护对象坠床、跌倒、烫伤、误吸、误食、噎食等风险，并协助提供防范措施	(1) 评估长期照护对象坠床、跌倒风险，并协助提供防范措施 (2) 评估长期照护对象烫伤风险，并协助提供防范措施 (3) 评估长期照护对象误吸、误食、噎食风险，并协助提供防范措施
		2-3-2 能对发生低血糖的长期照护对象做紧急护理并记录和报告	(1) 识别长期照护对象低血糖症状 (2) 为发生低血糖的长期照护对象提供紧急护理并记录和报告
		2-3-3 能为长期照护对象提供皮肤压力性损伤的预防指导	(1) 识别皮肤压力性损伤常见的危险因素 (2) 提供预防皮肤压力性损伤的方法

续表

职业功能模块	培训内容	技能目标	培训细目
3．对症护理	3-1 症状识别	3-1-1 能观察识别长期照护对象咳嗽、呼吸困难等常见异常情况并记录	（1）观察识别与记录咳嗽、呼吸困难症状 （2）观察识别与记录咯血症状
		3-1-2 能观察识别长期照护对象便秘、腹泻等常见异常情况并记录	（1）观察识别与记录便秘、腹泻症状 （2）观察识别记录便血症状
		3-1-3 能观察识别长期照护对象皮疹、皮肤压力性损伤等皮肤常见异常情况并记录	（1）观察识别与记录皮疹症状 （2）观察识别与记录皮肤压力性损伤症状
	3-2 症状处理	3-2-1 能对伴有咳嗽、呼吸困难等常见症状的长期照护对象进行调整体位、叩背排痰等基础护理	（1）对伴有咳嗽、呼吸困难症状的长期照护对象进行调整体位、叩背排痰处理 （2）对长期照护对象咯血症状进行紧急处理
		3-2-2 能为伴有便秘、腹泻、便血常见症状的长期照护对象进行腹部按摩、饮水饮食指导、便样采集等基础护理	（1）为伴有便秘的长期照护对象进行腹部按摩、饮水饮食指导、便样采集 （2）为腹泻的长期照护对象进行饮水饮食指导、便样采集 （3）观察和处理便血情况
		3-2-3 能对伴有皮疹、皮肤压力性损伤等皮肤常见症状的长期照护对象进行皮肤清洁、定时更换体位、气垫减压等基础护理	（1）对伴有皮疹的长期照护对象进行皮肤清洁 （2）对伴有皮肤压力性损伤症状的长期照护对象定时更换体位和进行气垫减压等
4．功能维护	4-1 日常活动指导	4-1-1 能指导长期照护对象进行翻身训练	指导长期照护对象翻身训练
		4-1-2 能指导长期照护对象进行进食训练	（1）评估长期照护对象进食能力 （2）指导长期照护对象进行进食训练
		4-1-3 能指导长期照护对象进行穿脱衣裤、鞋袜训练	指导长期照护对象进行穿脱衣裤、鞋袜训练
		4-1-4 能指导长期照护对象进行如厕训练	指导长期照护对象进行如厕训练

续表

职业功能模块	培训内容	技能目标	培训细目
4．功能维护	4-2 功能训练	4-2-1 能指导留置导尿管的长期照护对象进行膀胱功能训练	指导留置导尿管的长期照护对象进行膀胱功能训练
		4-2-2 能指导长期照护对象进行盆底肌功能锻炼	（1）评估长期照护对象盆底肌功能障碍情况 （2）指导长期照护对象进行盆底肌功能锻炼
5．心理照护	5-1 沟通交流	5-1-1 能选择适当沟通方式与长期照护对象沟通	（1）用语言沟通技巧与长期照护对象沟通 （2）用非语言沟通技巧与长期照护对象沟通
		5-1-2 能选择适当沟通方式与长期照护对象家属沟通	（1）建立与长期照护对象家属相互信任的关系 （2）选择与长期照护对象家属沟通的方式
	5-2 精神慰藉	5-2-1 能发现长期照护对象的焦虑、抑郁、淡漠等异常情绪	（1）发现长期照护对象焦虑、抑郁、淡漠、恐惧等异常情绪的特点 （2）识别异常情绪
		5-2-2 能及时报告长期照护对象的异常情绪	报告长期照护对象异常情绪

2.1.4 三级/高级职业技能培训要求

职业功能模块	培训内容	技能目标	培训细目
1．基础护理	1-1 生命体征监测	1-1-1 能监测长期照护对象体温波动情况并报告异常	监测长期照护对象体温波动情况并记录和报告
		1-1-2 能监测长期照护对象脉率波动情况并报告异常	监测长期照护对象脉率波动情况并记录和报告
		1-1-3 能监测长期照护对象呼吸状况并报告异常	监测长期照护对象呼吸状况并记录和报告
		1-1-4 能监测长期照护对象血压波动情况并报告异常	监测长期照护对象血压波动情况并记录和报告

续表

职业功能模块	培训内容	技能目标	培训细目
1. 基础护理	1-2 安全护理	1-2-1 能在长期照护对象发生坠床、跌倒、烫伤、误吸、误食、噎食等意外事件时进行紧急处理指导	（1）提供坠床、跌倒紧急处理指导 （2）提供烫伤紧急处理指导 （3）提供误吸、误食、噎食紧急处理指导
		1-2-2 能为长期照护对象提供安全活动环境布置指导	（1）布置安全活动的生活环境 （2）营造安全活动的社会环境
		1-2-3 能为长期照护对象制订预防皮肤损伤的计划并提供基础护理指导	（1）为长期照护对象制订预防皮肤压力性损伤计划 （2）提供基础护理指导
		1-2-4 能为长期照护对象的异常行为提供针对性的护理措施指导	（1）识别长期照护对象异常行为 （2）提供针对性护理措施
	1-3 用药护理	1-3-1 能协助长期照护对象遵医嘱口服、管饲给药	（1）协助口服给药 （2）协助管饲给药
		1-3-2 能协助长期照护对象遵医嘱给予外用药	（1）协助擦涂皮肤外用药 （2）协助给眼部、耳部用药
2. 疾病护理	2-1 常见慢性病的护理指导	2-1-1 能对患高血压、冠心病的长期照护对象提供健康教育及基础护理指导	（1）为患高血压的长期照护对象提供健康教育及基础护理指导 （2）为患冠心病的长期照护对象提供健康教育及基础护理指导
		2-1-2 能对患脑卒中、帕金森病的长期照护对象提供健康教育及基础护理指导	（1）为患脑卒中的长期照护对象提供健康教育及基础护理指导 （2）为患帕金森病的长期照护对象提供健康教育及基础护理指导
		2-1-3 能对患糖尿病的长期照护对象提供健康教育及基础护理指导	为患糖尿病的长期照护对象提供健康教育及基础护理指导
		2-1-4 能对患慢性阻塞性肺病的长期照护对象提供健康教育及基础护理指导	为患慢性阻塞性肺病的长期照护对象提供健康教育及基础护理指导

续表

职业功能模块	培训内容	技能目标	培训细目
2．疾病护理	2-2 常见传染性疾病的预防护理	2-2-1 能为长期照护对象提供常见呼吸系统传染病的预防护理	(1) 识别常见呼吸系统传染病症状特点 (2) 提供常见呼吸系统传染病预防护理 (3) 穿脱隔离衣
		2-2-2 能为长期照护对象提供常见消化系统传染病的预防护理	(1) 识别常见消化系统传染病症状特点 (2) 提供常见消化系统传染病预防护理
		2-2-3 能为长期照护对象提供常见皮肤传染病的预防护理	(1) 识别常见皮肤传染病症状特点 (2) 提供常见皮肤传染性预防护理
3．功能维护	3-1 日常活动指导	3-1-1 能指导长期照护对象进行坐位训练	指导长期照护对象坐位训练
		3-1-2 能指导长期照护对象进行站位训练	指导长期照护对象站位训练
		3-1-3 能指导长期照护对象进行步行训练	指导长期照护对象步行训练
		3-1-4 能指导长期照护对象使用适宜辅具进行移动	指导长期照护对象使用手杖、助行器进行移动
	3-2 功能训练	3-2-1 能指导长期照护对象进行主动肢体活动	(1) 指导长期照护对象上肢肢体主动活动 (2) 指导长期照护对象下肢肢体主动活动
		3-2-2 能指导长期照护对象进行被动肢体活动	(1) 指导长期照护对象上肢肢体被动活动 (2) 指导长期照护对象下肢肢体被动活动
4．心理照护	4-1 沟通交流	4-1-1 能与长期照护对象及其家属在发生冲突的情况下进行有效沟通	(1) 识别与长期照护对象及其家属发生冲突的类型 (2) 与长期照护对象及其家属在发生冲突情况下有效沟通
		4-1-2 能采取礼貌规范的方式与团队成员沟通交流，调节不良情绪	(1) 与团队成员沟通交流 (2) 调节团队中的消极、抱怨、浮躁、攀比嫉妒等不良情绪

续表

职业功能模块	培训内容	技能目标	培训细目
4．心理照护	4-2 精神慰藉	4-2-1 能识别长期照护对象情绪和行为变化的原因	（1）识别长期照护对象情绪和行为变化的原因 （2）识别长期照护对象情绪和行为变化的特点
		4-2-2 能根据长期照护对象情绪变化进行简单的心理疏导	（1）提供基本心理疏导（倾听、积极关注、共情、正确认知等） （2）针对情绪变化提供针对性心理疏导

2.2 课程规范

2.2.1 职业基本素质培训课程规范

模块	课程	学习单元	课程内容	培训建议	课堂学时
1．职业道德	1-1 职业道德基本知识	职业道德基本知识	1）职业道德概述 2）职业道德的作用	（1）方法：讲授法、讨论法等 （2）重点与难点：职业道德的作用	1
	1-2 职业守则	长期照护师职业基本认知与职业守则	1）长期照护师职业基本认知 2）长期照护师职业守则 ①尊老敬亲，以人为本 ②遵纪守法，爱岗敬业 ③规范操作，耐心服务 ④诚实守信，保护隐私	（1）方法：讲授法、讨论法、角色扮演法等 （2）重点：规范操作，耐心服务 （3）难点：对以人为本的理解和践行	1

续表

模块	课程	学习单元	课程内容	培训建议	课堂学时
2. 长期照护师工作须知	2-1 照护伦理知识	照护伦理知识	1) 照护伦理的理论基础 2) 对长期照护对象的人文关怀 ①长期照护对象的特殊性 ②长期照护服务中体现人文关怀 3) 对长期照护师的人文关怀 ①长期照护工作的特点与压力 ②对长期照护师实施人文关怀	(1) 方法：讲授法、案例教学法、情景模拟法、角色扮演法等 (2) 重点与难点：对人文关怀的理解与践行	1 (+1)
	2-2 长期照护师服务礼仪规范	长期照护师服务礼仪规范	1) 仪容仪表礼仪 ①基本原则 ②礼仪要求 2) 行为举止礼仪 ①基本原则 ②礼仪要求	(1) 方法：讲授法、演示法、讨论法等 (2) 重点与难点：长期照护师规范身体语言的践行	1 (+1)
	2-3 长期照护服务工作流程	长期照护服务工作流程	1) 居家照护工作流程 ①入户流程 ②服务流程 ③出户流程 2) 机构照护工作流程 ①日间照护流程 ②晚间照护流程	(1) 方法：讲授法、演示法等 (2) 重点与难点：规范服务流程	1 (+2)
3. 长期护理保险基础知识	3-1 长期护理保险制度及基本政策	长期护理保险制度及基本政策	1) 长期护理保险制度概述 2) 长期护理保险失能等级评估 ①评估标准 ②评估流程 3) 长期照护师国家职业标准 4) 长期护理保险其他政策	(1) 方法：讲授法、案例教学法等 (2) 重点与难点：对长期护理保险欺诈骗保的认识	1 (+1)

续表

模块	课程	学习单元	课程内容	培训建议	课堂学时
3. 长期护理保险基础知识	3-2 长期护理保险服务提供方式及内容	长期护理保险服务提供方式及内容	1）长期护理保险服务提供方式 ①居家护理 ②社区护理 ③机构护理	（1）方法：讲授法、案例教学法等 （2）重点：居家护理服务方式与生活照料类服务内容 （3）难点：医疗护理类服务内容	1 (+2)
			2）长期护理保险服务内容 ①生活照料类 ②医疗护理类		
4. 照护安全基础知识	照护安全基础知识	照护安全基础知识	1）照护对象的活动安全知识 ①防范跌倒的照护安全知识 ②防范坠床的照护安全知识 ③防范管路滑脱的照护安全知识	（1）方法：讲授法、案例教学法等	1 (+2)
			2）照护对象的卫生安全知识 ①个人卫生安全常识 ②食品卫生安全知识 ③机构内的预防感染与控制安全常识		
			3）照护对象的环境安全知识 ①基本常识 ②起居室环境安全知识 ③卫生间及浴室环境安全知识 ④周边服务设施安全知识		
			4）急救基本常识		

续表

模块	课程	学习单元	课程内容	培训建议	课堂学时
4. 照护安全基础知识	照护安全基础知识	照护安全基础知识	5）自然灾害及突发安全问题的应对处理知识 ①高温的应对处理知识 ②寒潮的应对处理知识 ③洪涝的应对处理知识 ④地震的应对处理知识 ⑤群体食物中毒的应对处理知识	（2）重点：活动安全风险的防范与应对 （3）难点：急救措施在照护场景中的应用	
5. 消防安全基础知识	消防安全基础知识	消防安全基础知识	1）消防安全标志及其含义 2）火灾报警、扑救初起火灾、自救互救、应急疏散逃生知识 3）照护服务用火、用电、用气安全常识 4）协助长期照护对象进行火灾逃生避难 5）突发火灾等情况下妥善移动长期照护对象	（1）方法：讲授法、案例教学法等 （2）重点：突发火灾等情况下妥善移动长期照护对象的基本方法 （3）难点：消防安全标志及其含义，照护服务用火、用电、用气安全常识	1 (+1)
6. 相关法律法规知识	相关法律法规知识	相关法律法规知识	1）《中华人民共和国劳动法》相关知识 2）《中华人民共和国劳动合同法》相关知识 3）《中华人民共和国老年人权益保障法》相关知识 4）《中华人民共和国妇女权益保障法》相关知识 5）《中华人民共和国传染病防治法》相关知识	（1）方法：讲授法、案例教学法等 （2）重点：《中华人民共和国老年人权益保障法》《中华人民共和国妇女权益保障法》相关知识 （3）难点：《中华人民共和国劳动法》《中华人民共和国劳动合同法》相关知识	1
课堂学时合计					10 (+10)

2.2.2 五级/初级职业技能培训课程规范

模块	课程	学习单元	课程内容	培训建议	课堂学时
1. 生活照护	1-1 清洁照护	(1) 头面部和手、足部清洁照护	1) 头发梳理照护 ①坐位头发梳理照护 ②卧位头发梳理照护 2) 面部清洁照护（包括男士剃须） ①基本方法 ②注意事项 3) 手部清洁照护 ①基本方法 ②注意事项 4) 足部清洁照护 ①基本方法 ②注意事项 5) 修剪指/趾甲 ①基本方法 ②注意事项	(1) 方法：讲授法、演示法、实训法 (2) 重点：头面部和手、足部清洁照护与指/趾甲修剪的基本方法及注意事项 (3) 难点：头面部和手、足部清洁照护的基本方法	2
		(2) 口腔清洁照护	1) 协助漱口 ①基本方法 ②注意事项 2) 协助刷牙 ①协助自行刷牙 ②棉棒擦拭法 3) 协助摘戴活动性义齿及义齿的清洗保养 ①活动性义齿的种类 ②活动性义齿的清洗保养 ③协助摘戴活动性义齿（基本方法及注意事项）	(1) 方法：讲授法、演示法、实训法 (2) 重点：协助漱口、刷牙和摘戴活动性义齿的基本方法及注意事项，活动性义齿的清洗保养方法 (3) 难点：协助刷牙和摘戴活动性义齿的基本方法	1

续表

模块	课程	学习单元	课程内容	培训建议	课堂学时
1. 生活照护	1-1 清洁照护	(3) 洗发照护	1) 床旁洗发照护 ① 基本方法 ② 注意事项 2) 床上洗发照护 ① 基本方法 ② 注意事项 3) 修剪头发照护 ① 基本方法 ② 注意事项	(1) 方法：讲授法、演示法、实训法 (2) 重点：床旁洗发和床上洗发照护的基本方法和注意事项 (3) 难点：床上洗发照护的基本方法	2
		(4) 洗浴照护	1) 擦浴照护 ① 基本方法 ② 注意事项 2) 淋浴照护 ① 基本方法 ② 注意事项 3) 盆浴照护 ① 基本方法 ② 注意事项	(1) 方法：讲授法、演示法、实训法 (2) 重点：擦浴、淋浴、盆浴照护的基本方法及注意事项 (3) 难点：擦浴、淋浴、盆浴的基本方法	2(+1)
		(5) 会阴清洁照护	1) 会阴的生理特点 2) 会阴清洁照护的原则 3) 会阴清洁操作 ① 基本方法 ② 男性会阴清洁操作步骤及注意事项 ③ 女性会阴清洁操作步骤及注意事项	(1) 方法：讲授法、演示法、实训法 (2) 重点：会阴清洁的基本方法及注意事项 (3) 难点：会阴清洁的方法	1(+1)
		(6) 整理和更换床上用品	1) 整理床单位 ① 基本方法 ② 注意事项 2) 更换床上用品 ① 基本方法 ② 注意事项 3) 床单位整理过程中的节力原则	(1) 方法：讲授法、演示法、实训法 (2) 重点：整理和更换床上用品的基本方法及注意事项，节力原则的运用 (3) 难点：整理和更换床上用品的方法	2(+1)

续表

模块	课程	学习单元	课程内容	培训建议	课堂学时
1. 生活照护	1-2 穿脱衣物	（1）穿脱衣服、鞋袜	1）协助更换开衫上衣 2）协助更换套头上衣 3）协助更换裤子 4）协助更换鞋袜	（1）方法：讲授法、演示法、讨论法、实训法 （2）重点：穿脱衣服、鞋袜的方法及注意事项 （3）难点：穿脱衣服、鞋袜的方法	2（+1）
		（2）穿戴辅助器具	1）协助穿戴膝关节固定器 2）协助穿戴手功能康复器 ①协助穿戴医用分指板 ②协助穿戴手部康复训练球 3）协助穿戴足踝矫形器	（1）方法：讲授法、演示法、讨论法、实训法 （2）重点：穿戴辅助器具的方法及注意事项 （3）难点：穿戴辅助器具的方法	1（+1）
	1-3 饮食照护	（1）协助进食、进水	1）协助自主进食 ①协助坐位进食 ②协助半坐卧位进食 ③协助侧卧位进食 ④协助视力障碍者进食 2）协助不能自主进食的长期照护对象进食 ①协助坐位进食 ②协助半坐卧位进食 ③协助侧卧位进食 3）协助进水 4）观察吞咽状况	（1）方法：讲授法、演示法、实训法 （2）重点：协助进食、进水的方法及注意事项 （3）难点：观察吞咽状况	2
		（2）评估膳食种类和摄入量需求	1）常见膳食种类需求评估 ①基本饮食需求评估 ②治疗饮食需求评估	（1）方法：讲授法、讨论法、实训法	1

续表

模块	课程	学习单元	课程内容	培训建议	课堂学时
1. 生活照护	1-3 饮食照护	（2）评估膳食种类和摄入量需求	2）常见膳食摄入量需求评估 ①基本饮食摄入量需求评估 ②治疗饮食摄入量需求评估	（2）重点：长期照护对象常见膳食种类和摄入量的评估及异常情况记录报告 （3）难点：常见膳食种类及摄入量需求的评估	
			3）膳食摄入异常情况的记录报告 ①膳食摄入异常的表现及应对措施 ②记录报告要点		
	1-4 排泄照护	（1）协助排泄	1）床上使用便器 ①床上使用便器的种类 ②床上使用便器的步骤及注意事项	（1）方法：讲授法、演示法、实训法 （2）重点：床上使用便器和协助如厕的步骤及注意事项 （3）难点：床上使用便器及协助如厕的方法	1（+1）
			2）协助如厕 ①布置安全的厕所环境 ②协助如厕的步骤及注意事项		
		（2）排泄后处理	1）更换护理垫 ①用途及选用方法 ②步骤及注意事项	（1）方法：讲授法、演示法、实训法 （2）重点：更换护理垫和纸尿裤的方法及注意事项 （3）难点：更换纸尿裤的方法	1（+1）
			2）更换纸尿裤 ①用途及选用方法 ②步骤及注意事项		
			3）倾倒排泄物		
		（3）排泄物观察、记录与报告	1）排泄物的观察 ①呕吐物的观察要点 ②粪便的观察要点 ③尿液的观察要点	（1）方法：讲授法、讨论法、实训法 （2）重点：排泄物的观察与异常情况的记录和报告 （3）难点：排泄物的观察	1
			2）排泄物异常情况的记录与报告		

课程包

续表

模块	课程	学习单元	课程内容	培训建议	课堂学时
2. 基础护理	2-1 生命体征及血糖测量	（1）测量生命体征	1）生命体征的正常数值范围（体温、脉搏、呼吸和血压） 2）影响生命体征变化的因素（体温、脉搏、呼吸、血压） 3）测量生命体征的方法（体温、脉搏、呼吸和血压） 4）测量生命体征的注意事项（体温、脉搏、呼吸和血压）	（1）方法：讲授法、演示法、讨论法、实训法 （2）重点：测量体温、脉搏、呼吸和血压的方法 （3）难点：测量血压的方法	1
		（2）测量血糖	1）血糖的正常数值范围 2）使用血糖仪测量血糖 3）测量血糖的注意事项	（1）方法：讲授法、演示法、实训法 （2）重点：使用血糖仪测量血糖的方法 （3）难点：测量血糖的注意事项	1
	2-2 基础感染防控	手卫生及防护用品的使用	1）手卫生的原则及时机 2）手部清洁的重要性及方法 3）手卫生的重要性及方法 4）使用防护用品 ①选择合适的防护用品 ②正确使用防护用品（医用口罩、医用帽及外科手套）	（1）方法：讲授法、演示法、讨论法、实训法 （2）重点：手卫生的重要性及基本方法，使用防护用品为长期照护对象进行防护的方法 （3）难点：手卫生的方法	1（+1）
3. 应急处置	3-1 急情识别	急情识别	1）噎食、误吸的识别 ①噎食、误吸的常见原因及预防 ②噎食、误吸的识别及判断方法 2）呼吸心跳骤停的识别 ①呼吸心跳骤停的常见原因 ②呼吸心跳骤停的表现及识别方法	（1）方法：讲授法、讨论法、演示法、实训法 （2）重点与难点：噎食、误吸的判断方法，呼吸心跳骤停的识别方法	1

续表

模块	课程	学习单元	课程内容	培训建议	课堂学时
3.应急处置	3-2 应急处理	应急处理	1）噎食、误吸的应急处理 ①拨打"120"急救电话 ②急救措施 2）呼吸心跳骤停的应急处理（拨打"120"急救电话）	（1）方法：讲授法、讨论法、演示法、实训法 （2）重点：拨打"120"急救电话的方法 （3）难点：噎食、误吸的急救措施	1
4.功能维护	4-1 体位管理	（1）协助翻身	1）协助翻身的目的和不同翻身方法的适用对象 2）协助偏瘫的长期照护对象翻身 ①方法 ②注意事项 3）协助截瘫的长期照护对象翻身 ①方法 ②注意事项 4）协助四肢瘫痪的长期照护对象翻身 ①方法 ②注意事项	（1）方法：讲授法、演示法、讨论法、实训法 （2）重点：协助不同瘫痪类型的长期照护对象翻身的方法和注意事项 （3）难点：协助不同瘫痪类型的长期照护对象翻身的方法	1
		（2）协助摆放良肢位	1）摆放良肢位的目的和要求 2）协助摆放良肢位操作 ①协助摆放床上卧位良肢位 ②协助摆放床上坐位良肢位 ③摆放轮椅坐位良肢位	（1）方法：讲授法、讨论法、实训法 （2）重点与难点：协助摆放良肢位的方法和注意事项	1(+1)

续表

模块	课程	学习单元	课程内容	培训建议	课堂学时
4. 功能维护	4-1 体位管理	（3）协助完成床上移动和床椅（轮椅）转移	1）协助完成床上移动 ①协助由床尾移向床头 ②协助床上坐起 ③协助上、下床	（1）方法：讲授法、演示法、实训法 （2）重点：协助完成床上移动和床椅（轮椅）转移的方法及注意事项 （3）难点：协助完成床椅（轮椅）转移的方法	1（+1）
			2）协助完成床椅（轮椅）转移		
	4-2 日常活动指导	（1）进食辅具的使用指导	1）进食辅具的适用对象	（1）方法：讲授法、讨论法、实训法 （2）重点：进食辅具的适用对象及使用原则 （3）难点：进食辅具的使用原则	1
			2）进食辅具的使用原则（助食筷、防洒盘等）		
		（2）排泄辅具的使用指导	1）排泄辅具的适用对象	（1）方法：讲授法、讨论法、实训法 （2）重点：排泄辅具的适用对象和使用原则 （3）难点：排泄辅具的使用原则	1
			2）排泄辅具的使用原则（坐便椅等）		
		（3）尿、便吸收辅具的使用指导	1）尿、便吸收辅具的适用对象	（1）方法：讲授法、讨论法、实训法 （2）重点：尿、便吸收辅具的适用对象和使用原则 （3）难点：尿、便吸收辅具的使用原则	1
			2）尿、便吸收辅具的使用原则（护理垫、纸尿裤）		
课堂学时合计					30（+10）

2.2.3 四级/中级职业技能培训课程规范

模块	课程	学习单元	课程内容	培训建议	课堂学时
1. 生活照护	1-1 清洁照护	（1）管饲长期照护对象口腔清洁	1）口腔清洁的目的	（1）方法：讲授法、演示法、实训法 （2）重点与难点：口腔清洁方法及注意事项	1（+1）
			2）口腔清洁方法及注意事项		

续表

模块	课程	学习单元	课程内容	培训建议	课堂学时
1. 生活照护	1-1 清洁照护	（2）留置导尿管长期照护对象会阴清洁	1）会阴清洁的目的 2）男性会阴清洁方法及注意事项 3）女性会阴清洁方法及注意事项	（1）方法：讲授法、演示法、实训法 （2）重点：会阴清洁方法及注意事项 （3）难点：会阴清洁方法	1（+1）
	1-2 饮食照护	（1）留置胃管、胃造瘘长期照护对象管饲照护	1）管饲饮食的概念 2）管饲饮食选择 3）管饲方法及注意事项	（1）方法：讲授法、演示法、实训法 （2）重点：管饲方法及注意事项 （3）难点：管饲方法	1（+1）
		（2）空肠造瘘长期照护对象管饲照护	1）管饲饮食选择 2）管饲方法及注意事项	（1）方法：讲授法、演示法、实训法 （2）重点：管饲方法及注意事项 （3）难点：管饲方法	1（+1）
	1-3 排泄照护	（1）更换尿袋与诱导排尿	1）更换尿袋 ①尿袋种类（子母集尿袋） ②更换尿袋的方法及注意事项 2）诱导排尿 ①尿潴留的临床表现 ②诱导排尿的方法及注意事项（条件反射法、刺激会阴法、增加腹压法、膀胱叩击法）	（1）方法：讲授法、演示法 （2）重点：更换尿袋的方法和尿潴留诱导排尿 （3）难点：诱导排尿的方法	1（+1）
		（2）协助排便	1）协助排便的目的 2）使用开塞露协助排便 ①操作要点 ②注意事项 3）人工取便 ①操作要点 ②注意事项	（1）方法：讲授法、演示法、实训法 （2）重点：开塞露使用方法 （3）难点：人工取便方法	1（+2）
		（3）失禁护理	1）尿失禁、便失禁的定义、类型和原因	（1）方法：讲授法、演示法、实训法	1

续表

模块	课程	学习单元	课程内容	培训建议	课堂学时
1. 生活照护	1-3 排泄照护	（3）失禁护理	2）功能锻炼的方法（尿失禁、便失禁） 3）日常生活方式指导（尿失禁、便失禁） 4）预防失禁性皮炎护理 ①护理措施 ②注意事项	（2）重点：尿失禁、便失禁者功能锻炼的方法，失禁性皮炎护理措施及注意事项 （3）难点：尿失禁、便失禁者功能锻炼的方法	
2. 基础护理	2-1 生命体征监测	异常生命体征识别	1）异常体温识别 ①正常体温范围 ②异常体温识别与报告 2）异常脉搏识别 ①正常脉搏范围 ②异常脉搏识别与报告 3）异常呼吸识别 ①正常呼吸范围 ②异常呼吸识别与报告 4）异常血压识别 ①正常血压范围 ②异常血压识别与报告	（1）方法：讲授法、演示法 （2）重点：体温、脉搏、呼吸、血压正常范围与异常情况识别 （3）难点：异常体温、脉搏、呼吸、血压识别方法	1（+1）
	2-2 基础感染防控	基础感染防控	1）呼吸道分泌物的观察与处理 2）呕吐物的观察与处理 3）排泄物的观察与处理 4）保护性隔离 ①保护性隔离的适用对象 ②保护性隔离的措施及注意事项	（1）方法：讲授法、演示法 （2）重点：分泌物、呕吐物、排泄物的观察与处理，保护性隔离的措施及注意事项 （3）难点：分泌物、呕吐物、排泄物的观察，保护性隔离措施	1（+1）

续表

模块	课程	学习单元	课程内容	培训建议	课堂学时
2. 基础护理	2-3 安全护理	（1）常见意外伤害风险评估及防范	1）坠床、跌倒风险评估及防范 2）烫伤风险评估及预防 3）误吸、误食、噎食风险评估及防范	（1）方法：讲授法、演示法、实训法 （2）重点与难点：坠床、跌倒、烫伤、误吸、误食、噎食的风险评估及防范措施	1（+2）
		（2）低血糖者紧急护理	1）低血糖症状及发生原因 2）低血糖者紧急护理 ①紧急护理措施 ②记录与报告	（1）方法：讲授法、演示法 （2）重点：低血糖症状及低血糖者紧急护理措施 （3）难点：低血糖症状识别	1
		（3）皮肤压力性损伤预防指导	1）皮肤压力性损伤常见危险因素 2）皮肤压力性损伤的预防方法与注意事项	（1）方法：讲授法、演示法 （2）重点与难点：皮肤压力性损伤的预防方法	1
3. 对症护理	3-1 症状识别	症状识别	1）咳嗽、呼吸困难、咯血症状的观察识别 2）便秘、腹泻、便血症状的观察识别 3）皮疹、皮肤压力性损伤症状的观察识别	（1）方法：讲授法、演示法 （2）重点：咳嗽、呼吸困难、咯血、便秘、腹泻、便血、皮疹、皮肤压力性损伤症状的观察识别 （3）难点：呼吸困难、咯血、便血、皮疹、皮肤压力性损伤症状的观察识别	1
	3-2 症状处理	（1）呼吸异常症状处理	1）呼吸困难者体位摆放与处理 2）叩背排痰 ①方法 ②注意事项 3）咯血症状紧急处理	（1）方法：讲授法、演示法、实训法 （2）重点：呼吸困难体位摆放及叩背排痰方法，咯血症状紧急处理 （3）难点：叩背排痰方法及咯血症状紧急处理	1（+1）

续表

模块	课程	学习单元	课程内容	培训建议	课堂学时
3.对症护理	3-2 症状处理	(2)排便异常症状处理	1)便秘时的处理 ①腹部按摩 ②饮水饮食指导 2)腹泻时的处理 ①饮水饮食指导 ②粪便标本采集 3)便血症状观察与处理	(1)方法：讲授法、演示法 (2)重点：便秘、腹泻、便血时的护理措施 (3)难点：便秘、腹泻时的护理措施	1
		(3)皮肤异常症状处理	1)皮疹护理 ①症状 ②皮肤清洁照护 2)压力性损伤皮肤护理 ①症状 ②更换体位 ③皮肤清洁 ④气垫减压护理	(1)方法：讲授法、演示法、实训法 (2)重点：皮疹、皮肤压力性损伤护理措施及注意事项 (3)难点：皮疹、皮肤压力性损伤护理措施及注意事项	1
4.功能维护	4-1 日常活动指导	(1)翻身指导训练	1)翻身指导训练目的 2)翻身指导训练的方法 3)翻身指导训练注意事项	(1)方法：讲授法、演示法、实训法 (2)重点：翻身指导训练的方法及注意事项 (3)难点：翻身指导训练的方法	1
		(2)进食指导训练	1)进食能力评估 2)进食指导训练的方法及注意事项	(1)方法：讲授法、演示法、实训法 (2)重点：进食指导训练的方法及注意事项 (3)难点：进食指导训练的方法	1
		(3)穿脱衣裤、鞋袜指导训练	1)协助穿脱衣裤训练 ①方法 ②注意事项 2)协助穿脱鞋袜训练 ①方法 ②注意事项	(1)方法：讲授法、演示法、实训法 (2)重点：穿脱衣裤、鞋袜指导训练方法及注意事项 (3)难点：穿脱衣裤、鞋袜指导训练方法	1

续表

模块	课程	学习单元	课程内容	培训建议	课堂学时
4. 功能维护	4-1 日常活动指导	（4）如厕指导训练	1）如厕指导训练的方法 2）如厕指导训练的注意事项	（1）方法：讲授法、演示法、实训法 （2）重点：如厕指导训练的方法及注意事项 （3）难点：如厕指导训练的方法	1
	4-2 功能训练	（1）膀胱功能训练	1）膀胱功能训练的目的 2）膀胱功能训练的方法及注意事项	（1）方法：讲授法、演示法、实训法 （2）重点：膀胱功能训练的方法及注意事项 （3）难点：膀胱功能训练的方法	1
		（2）盆底肌功能训练	1）盆底肌功能障碍评估 2）盆底肌功能训练的方法及注意事项	（1）方法：讲授法、演示法、实训法 （2）重点：盆底肌功能训练的方法及注意事项 （3）难点：盆底肌功能障碍评估	1
5. 心理照护	5-1 沟通交流	沟通交流	1）与长期照护对象沟通交流 ①人际沟通与交流 ②语言沟通技巧 ③非语言沟通技巧 ④人际沟通注意事项 2）与长期照护对象家属沟通交流 ①原则及方法 ②注意事项	（1）方法：讲授法、演示法 （2）重点：语言与非语言沟通技巧，与长期照护对象家属建立人际关系的基本原则及注意事项 （3）难点：非语言沟通技巧，与长期照护对象家属建立人际关系的方法	1
	5-2 精神慰藉	异常情绪识别及报告	1）异常情绪对健康的影响 2）异常情绪识别 ①焦虑的特点及识别方法 ②抑郁情绪的特点及识别方法 ③淡漠情绪的特点及识别方法 ④恐惧情绪的特点及识别方法	（1）方法：讲授法、演示法	1

续表

模块	课程	学习单元	课程内容	培训建议	课堂学时
5.心理照护	5-2 精神慰藉	异常情绪识别及报告	3）异常情绪报告 ①异常情绪报告方式及要点 ②异常情绪报告注意事项	（2）重点与难点：焦虑、抑郁、淡漠、恐惧等异常情绪的识别方法，异常情绪报告方式及要点	
课堂学时合计					24 (+12)

2.2.4 三级/高级职业技能培训课程规范

模块	课程	学习单元	课程内容	培训建议	课堂学时
1.基础护理	1-1 生命体征监测	生命体征监测	1）监测体温波动 ①发热分期特点 ②常见热型（稽留热、弛张热、间歇热、不规则热） ③体温异常的监测、记录与报告 2）监测脉率波动 ①异常脉搏类型（脉率异常、节律异常、强弱异常） ②异常脉搏监测、记录与报告 3）监测呼吸并记录和报告异常 ①异常呼吸类型（频率异常、深度异常、节律异常、声音异常） ②异常呼吸监测、记录与报告 4）监测血压波动 ①异常血压类型（高血压、低血压） ②异常血压监测、记录与报告	（1）方法：讲授法、演示法、实训法 （2）重点：体温、脉搏、呼吸、血压异常监测方法及注意事项 （3）难点：常见热型，异常体温、脉搏、呼吸、血压与疾病的关系	1 (+1)

续表

模块	课程	学习单元	课程内容	培训建议	课堂学时
1. 基础护理	1-2 安全护理	（1）常见意外事件紧急处理指导	1）坠床、跌倒紧急处理指导 2）烫伤紧急处理指导 3）误吸、误食、噎食紧急处理指导	（1）方法：讲授法、演示法、实训法 （2）重点与难点：坠床、跌倒、烫伤、误吸、误食、噎食紧急处理指导	1（+3）
		（2）安全活动环境布置指导	1）安全活动生活环境布置 ①室内温湿度 ②光线 ③噪声 ④通风 ⑤物品摆放 ⑥药物存放 2）安全活动社会环境营造 ①家庭关系 ②机构关系 ③邻里关系	（1）方法：讲授法、演示法 （2）重点：安全活动生活环境布置 （3）难点：安全活动社会环境营造	1
		（3）预防皮肤压力性损伤计划制订及护理指导	1）制订预防皮肤压力性损伤计划 2）皮肤压力性损伤护理指导	（1）方法：讲授法、演示法 （2）重点：皮肤压力性损伤护理指导 （3）难点：制订预防皮肤压力性损伤计划	1
		（4）异常行为识别与护理措施指导	1）异常行为识别 ①语言异常表现 ②感知觉行为异常表现 2）异常行为针对性护理措施指导	（1）方法：讲授法、演示法、实训法 （2）重点：异常行为针对性护理措施指导 （3）难点：异常行为识别	1
	1-3 用药护理	（1）协助口服、管饲给药	1）协助口服给药 ①片剂 ②水剂 ③丸剂 2）协助管饲给药 ①片剂 ②水剂	（1）方法：讲授法、演示法、实训法 （2）重点：协助口服、管饲给药的方法及注意事项 （3）难点：协助管饲给药的方法及注意事项	1

续表

模块	课程	学习单元	课程内容	培训建议	课堂学时
1. 基础护理	1-3 用药护理	（2）协助给予外用药	1）协助擦涂皮肤外用药 ①方法 ②注意事项 2）协助眼部给药 ①方法 ②注意事项 3）协助耳部给药 ①方法 ②注意事项	（1）方法：讲授法、演示法、实训法 （2）重点：协助擦涂皮肤、眼部、耳部给药方法及注意事项 （3）难点：协助眼部、耳部给药的方法及注意事项	1
2. 疾病护理	2-1 常见慢性病的护理指导	（1）高血压、冠心病患者健康教育及基础护理指导	1）高血压患者健康教育及基础护理指导 2）冠心病患者健康教育及基础护理指导	（1）方法：讲授法、案例教学法、角色扮演法 （2）重点：高血压、冠心病患者健康教育及基础护理指导 （3）难点：高血压、冠心病患者健康教育	1
		（2）脑卒中、帕金森病患者健康教育及基础护理指导	1）脑卒中患者健康教育及基础护理指导 2）帕金森病患者健康教育及基础护理指导	（1）方法：讲授法、案例教学法、角色扮演法 （2）重点：脑卒中、帕金森病患者健康教育及基础护理指导 （3）难点：脑卒中、帕金森病患者健康教育	1 (+1)
		（3）糖尿病、慢性阻塞性肺病患者健康教育及基础护理指导	1）糖尿病患者健康教育及基础护理指导 2）慢性阻塞性肺病患者健康教育及基础护理指导	（1）方法：讲授法、案例教学法、角色扮演法 （2）重点：糖尿病、慢性阻塞性肺病患者健康教育及基础护理指导 （3）难点：糖尿病、慢性阻塞性肺病患者健康教育	1

续表

模块	课程	学习单元	课程内容	培训建议	课堂学时
2. 疾病护理	2-2 常见传染性疾病的预防护理	（1）常见呼吸系统传染病预防护理	1）常见呼吸系统传染病种类及症状特点 ①流行性感冒 ②肺结核 2）常见呼吸系统传染病隔离原则与预防护理 3）穿脱隔离衣	（1）方法：讲授法、演示法、实训法 （2）重点：常见呼吸系统传染病隔离原则与预防护理，穿脱隔离衣 （3）难点：穿脱隔离衣	1(+1)
		（2）常见消化系统传染病预防护理	1）常见消化系统传染病种类及症状特点 ①病毒性肝炎 ②细菌性痢疾 ③轮状病毒感染 2）常见消化系统传染病隔离原则与预防护理	（1）方法：讲授法、演示法 （2）重点：常见消化系统传染病隔离原则与预防护理 （3）难点：识别常见消化系统传染病症状特点	1
		（3）常见皮肤传染病预防护理	1）常见皮肤传染病种类及症状特点 ①带状疱疹 ②手足癣（灰指甲） ③疥疮 2）常见皮肤传染病隔离原则与预防护理	（1）方法：讲授法、演示法 （2）重点：常见皮肤传染病隔离原则与措施 （3）难点：识别带状疱疹、手足癣、疥疮症状特点	1(+1)
3. 功能维护	3-1 日常活动指导	日常活动指导	1）坐位、站位训练 ①坐位训练（适用对象、方法及注意事项） ②站位训练（适用对象、方法及注意事项） 2）步行训练及使用辅具移动 ①步行训练（适用对象、方法及注意事项） ②使用手杖及助行器移动（适用对象、使用方法及注意事项）	（1）方法：讲授法、演示法、实训法 （2）重点：坐位、站位训练的方法及注意事项，步行训练及使用手杖、助行器移动的方法及注意事项 （3）难点：坐位、站位训练的方法，步行训练及使用手杖、助行器移动的方法	1(+3)
	3-2 功能训练	主、被动肢体活动指导	1）主动肢体活动指导 ①上肢肢体主动活动指导（方法及注意事项） ②下肢肢体主动活动指导（方法及注意事项）	（1）方法：讲授法、演示法、实训法	1(+3)

续表

模块	课程	学习单元	课程内容	培训建议	课堂学时
3. 功能维护	3-2 功能训练	主、被动肢体活动指导	2）被动肢体活动指导 ①上肢肢体被动活动指导（方法及注意事项） ②下肢肢体被动活动指导（方法及注意事项）	（2）重点：肢体主动活动和被动活动方法及注意事项 （3）难点：肢体主动活动和被动活动方法	1（+3）
4. 心理照护	4-1 沟通交流	沟通交流与精神慰藉	1）沟通交流 ①与长期照护对象及其家属常见的冲突类型 ②常见冲突沟通方法及注意事项 ③团队常见不良情绪调节（消极、抱怨、浮躁、攀比嫉妒等）	（1）方法：讲授法、演示法 （2）重点：常见冲突类型，与团队成员沟通的技巧，不良情绪调节方法，情绪与行为变化特点及心理疏导方法 （3）难点：常见冲突沟通方法，与团队成员沟通的技巧，不良情绪调节方法，心理疏导方法	1（+1）
	4-2 心理慰藉		2）精神慰藉 ①情绪和行为变化的原因与特点 ②心理疏导基本方法（倾听、积极关注、共情、正确认知等） ③针对性心理疏导		
课堂学时合计					16（+14）

2.2.5　培训建议中培训方法说明

1．讲授法

讲授法是指培训教师主要运用语言方式，系统地向培训学员传授知识，传播思想观念，发展学员的思维能力和智力。即培训教师通过叙述、描绘、解释、推论来传递信息、传授知识、阐明概念、论证定律和公式，引导学员获取知识，认识和分析问题。

2．讨论法

讨论法是指在培训教师的指导下，培训学员以全班或小组为单位，围绕学习单元的内容，对某一专题进行深入探讨，通过讨论或辩论活动，获得知识或巩固知识的一种教学方法，要求培训教师在讨论结束时对讨论的主题做归纳性总结。

3．实训（练习）法

实训（练习）法是指培训学员在培训教师的指导下，以相应的理论知识为基础，依靠自觉地控制与校正、反复地完成一定动作或活动的方式，以形成技能技巧的教学方法。

4．演示法

演示法是指在教学过程中，培训教师通过示范操作和讲解使培训学员获得知识、技能的教学方法。教学中，培训教师对操作内容进行现场演示，边操作边讲解，强调操作的关键步骤和注意事项，使学员边学边做，理论与技能并重，师生互动，提高培训学员的学习兴趣和学习效率。

5．案例教学法

案例教学法是指培训教师通过对案例进行分析，提出问题，分析问题，并找到解决问题的途径和手段，培养学员分析问题、处理问题的能力。

6．角色扮演法

角色扮演法是指培训学员通过不同角色的扮演，体验自身角色的内涵活动和对方角色的心理，充分展现各种角色的"为"和"位"。在长期照护师角色扮演中的"角色"一般分为服务者和消费者两大类，学员通过角色扮演，学习和运用服务技能，以达到对客服务的标准。

7．情景模拟法

情景模拟法是指培训教师在实施培训前事先准备和布置培训现场，并设定情景模拟的情景、对话内容及评估标准，在学员的现场情景模拟活动中对活动效果及时评估，从而达到培训的预期效果。

2.3 考核规范

2.3.1 职业基本素质培训考核规范

考核范围	考核比重（%）	考核内容	考核比重（%）	考核单元
1．职业道德	10	1-1 职业道德基本知识	5	职业道德基本知识
		1-2 职业守则	5	长期照护师职业基本认知与职业守则

续表

考核范围	考核比重（%）	考核内容	考核比重（%）	考核单元
2．长期照护工作须知	30	2-1 照护伦理知识	10	照护伦理知识
		2-2 长期照护师服务礼仪规范	10	长期照护师服务礼仪规范
		2-3 长期照护服务工作流程	10	长期照护服务工作流程
3．长期护理保险基础知识	20	3-1 长期护理保险制度及基本政策	10	长期护理保险制度及基本政策
		3-2 长期护理保险服务提供方式及内容	10	长期护理保险服务提供方式及内容
4．照护安全基础知识	20	照护安全基础知识	20	照护安全基础知识
5．消防安全基础知识	10	消防安全基础知识	10	消防安全基础知识
6．相关法律法规知识	10	相关法律法规知识	10	相关法律法规知识

2.3.2 五级/初级职业技能培训理论知识考核规范

考核范围	考核比重（%）	考核内容	考核比重（%）	考核单元
1．职业道德	5	1-1 职业道德基本知识	2	职业道德基本知识
		1-2 职业守则	3	长期照护师职业基本认知与职业守则
2．基础知识	15	2-1 长期照护师工作须知	4	（1）照护伦理知识
				（2）长期照护师服务礼仪规范
				（3）长期照护服务工作流程
		2-2 长期护理保险基础知识	3	（1）长期护理保险制度及基本政策
				（2）长期护理保险服务提供方式及内容

续表

考核范围	考核比重（%）	考核内容	考核比重（%）	考核单元
2. 基础知识	15	2-3 照护安全基础知识	3	照护安全基础知识
		2-4 消防安全基础知识	3	消防安全基础知识
		2-5 相关法律法规知识	2	相关法律法规知识
3. 生活照护	35	3-1 清洁照护	10	（1）头面部和手、足部清洁照护
				（2）口腔清洁照护
				（3）洗发照护
				（4）洗浴照护
				（5）会阴清洁照护
				（6）整理和更换床上用品
		3-2 穿脱衣物	7	（1）穿脱衣服、鞋袜
				（2）穿戴辅助器具
		3-3 饮食照护	10	（1）协助进食、进水
				（2）评估膳食种类和摄入量需求
		3-4 排泄照护	8	（1）协助排泄
				（2）排泄后处理
				（3）排泄物观察、记录与报告
4. 基础护理	20	4-1 生命体征及血糖测量	12	（1）测量生命体征
				（2）测量血糖
		4-2 基础感染防控	8	手卫生及防护用品的使用
5. 应急处置	10	5-1 急情识别	10	急情识别
		5-2 应急处理		应急处理
6. 功能维护	15	6-1 体位管理	9	（1）协助翻身
				（2）协助摆放良肢位
				（3）协助完成床上移动和床椅（轮椅）转移
		6-2 日常指导	6	（1）进食辅具的使用指导
				（2）排泄辅具的使用指导
				（3）尿、便吸收辅具的使用指导

2.3.3 五级/初级职业技能培训操作技能考核规范

考核范围	考核比重(%)	考核内容	考核比重(%)	考核形式	选考方式	考核时间(分钟)	重要程度
1. 生活照护	50	1-1 清洁照护	50	实操	必考（至少4选2）	5～10	Z
		1-2 穿脱衣物				5～10	Z
		1-3 饮食照护				5～10	Z
		1-4 排泄照护				5～10	Z
2. 基础护理	25	2-1 生命体征及血糖测量	25	实操	必考（至少2选1）	5～10	Z
		2-2 基础感染防控				5～10	Z
3. 应急处理	10	3-1 急情识别	10	实操	必考（至少2选1）	5	Z
		3-2 应急处理				5	Z
4. 功能维护	15	4-1 体位管理	15	实操	必考（至少2选1）	5～10	Z
		4-2 日常活动指导				5～10	Z

重要程度说明：

"X"表示核心要素，是鉴定中最重要、出现频率最高的内容，具有必备性、典型性的特点；"Y"表示一般要素，是鉴定中一般重要的内容；"Z"表示辅助要素，是鉴定中重要程度较低的内容。

2.3.4 四级/中级职业技能培训理论知识考核规范

考核范围	考核比重(%)	考核内容	考核比重(%)	考核单元
1. 职业道德	5	1-1 职业道德基本知识	2	职业道德基本知识
		1-2 职业守则	3	长期照护师职业基本认知与职业守则
2. 基础知识	10	2-1 长期照护师工作须知	2	（1）照护伦理知识 （2）长期照护师服务礼仪规范 （3）长期照护服务工作流程
		2-2 长期护理保险基础知识	2	（1）长期护理保险制度及基本政策 （2）长期护理保险服务提供方式及内容

续表

考核范围	考核比重（%）	考核内容	考核比重（%）	考核单元
2. 基础知识	10	2-3 照护安全基础知识	2	照护安全基础知识
		2-4 消防安全基础知识	2	消防安全基础知识
		2-5 相关法律法规知识	2	相关法律法规知识
3. 生活照护	20	3-1 清洁照护	5	（1）管饲长期照护对象口腔清洁
				（2）留置导尿管长期照护对象会阴清洁
		3-2 饮食照护	5	（1）留置胃管、胃造瘘长期照护对象管饲照护
				（2）空肠造瘘长期照护对象管饲照护
		3-3 排泄照护	10	（1）更换尿袋与诱导排尿
				（2）协助排便
				（3）失禁护理
4. 基础护理	25	4-1 生命体征监测	5	异常生命体征识别
		4-2 基础感染防控	10	基础感染防控
		4-3 安全护理	10	（1）常见意外伤害风险评估及防范
				（2）低血糖者紧急护理
				（3）皮肤压力性损伤预防指导
5. 对症护理	15	5-1 症状识别	5	症状识别
		5-2 症状处理	10	（1）呼吸异常症状处理
				（2）排便异常症状处理
				（3）皮肤异常症状处理
6. 功能维护	15	6-1 日常活动指导	7	（1）翻身指导训练
				（2）进食指导训练
				（3）穿脱衣裤、鞋袜指导训练
				（4）如厕指导训练
		6-2 功能训练	8	（1）膀胱功能训练
				（2）盆底肌功能训练
7. 心理照护	10	7-1 沟通交流	5	沟通交流
		7-2 精神慰藉	5	异常情绪识别及报告

2.3.5 四级/中级职业技能培训操作技能考核规范

考核范围	考核比重（%）	考核内容	考核比重（%）	考核形式	选考方式	考核时间（分钟）	重要程度
1. 生活照护	25	1-1 清洁照护	25	实操	必考（至少3选1）	5~10	Z
		1-2 饮食照护		实操		5~10	Z
		1-3 排泄照护		实操		5~10	Z
2. 基础照护	35	2-1 生命体征监测	35	实操	必考（至少3选1）	5~10	Y
		2-2 基础感染防控		实操		5~10	Z
		2-3 安全护理		实操		5~10	Z
3. 对症护理	15	3-1 症状识别	15	实操	必考（至少2选1）	5~10	Z
		3-2 症状处理		实操		5~10	Z
4. 功能维护	15	4-1 日常活动指导	15	实操	必考（至少2选1）	6~10	Z
		4-2 功能训练		实操		5~10	Z
5. 心理照护	10	5-1 沟通交流	10	实操或笔试	必考（至少2选1）	5~20	Y
		5-2 精神慰藉		实操或笔试		5~20	Y

2.3.6 三级/高级职业技能培训理论知识考核规范

考核范围	考核比重（%）	考核内容	考核比重（%）	考核单元
1. 职业道德	5	1-1 职业道德基本知识	2	职业道德基本知识
		1-2 职业守则	3	长期照护师职业基本认知与职业守则
2. 基础知识	5	2-1 长期照护师工作须知	1	（1）照护伦理知识 （2）长期照护师服务礼仪规范 （3）长期照护服务工作流程

续表

考核范围	考核比重（%）	考核内容	考核比重（%）	考核单元
2. 基础知识	5	2-2 长期护理保险基础知识	1	（1）长期护理保险制度及基本政策
				（2）长期护理保险服务提供方式及内容
		2-3 照护安全基础知识	1	照护安全基础知识
		2-4 消防安全基础知识	1	消防安全基础知识
		2-5 相关法律法规知识	1	相关法律法规知识
3. 基础护理	20	3-1 生命体征监测	4	生命体征监测
		3-2 安全护理	10	（1）常见意外事件紧急处理指导
				（2）安全活动环境布置指导
				（3）预防皮肤压力性损伤计划制订及护理指导
				（4）异常行为识别与护理措施指导
		3-3 用药护理	6	（1）协助口服、管饲给药
				（2）协助给予外用药
4. 疾病护理	25	4-1 常见慢性病的护理指导	15	（1）高血压、冠心病患者健康教育及基础护理指导
				（2）脑卒中患者健康教育及基础护理指导
				（3）糖尿病患者健康教育及基础护理指导
				（4）慢性阻塞性肺病患者健康教育及基础护理指导
				（5）帕金森病患者健康教育及基础护理指导
		4-2 常见传染性疾病的预防护理	10	（1）常见呼吸系统传染病预防护理
				（2）常见消化系统传染病预防护理
				（3）常见皮肤传染病预防护理
5. 功能维护	25	5-1 日常活动指导	15	日常活动指导
		5-2 功能训练	10	主、被动肢体活动指导
6. 心理照护	20	6-1 沟通交流	20	沟通交流与精神慰藉
		6-2 精神慰藉		

2.3.7 三级/高级职业技能培训操作技能考核规范

考核范围	考核比重（%）	考核内容	考核比重（%）	考核形式	选考方式	考核时间（分钟）	重要程度
1. 基础护理	30	1-1 生命体征监测	30	实操	必考（至少3选1）	5～10	Y
		1-2 安全护理		实操		5～10	Z
		1-3 用药护理		实操		5～10	Z
2. 疾病护理	30	2-1 常见慢性病的护理指导	30	实操或笔试	必考（至少2选1）	5～20	Z
		2-2 常见传染性疾病的预防护理		实操		5～10	Z
3. 功能维护	25	3-1 日常活动指导	25	实操	必考（至少2选1）	5～10	Z
		3-2 功能训练		实操		5～10	Z
4. 心理照护	15	4-1 沟通交流	15	实操或笔试	必考（至少2选1）	5～20	Z
		4-2 心理慰藉		实操或笔试		5～20	Z

附录

培训要求与课程规范对照表

附录

附录 1 职业基本素质培训要求与课程规范对照表

2.1.1 职业基本素质培训要求			2.2.1 职业基本素质培训课程规范			
职业基本素质模块（模块）	培训内容（课程）	培训细目	学习单元	课程内容	培训建议	课堂学时
1. 职业道德	1-1 职业道德基本知识	（1）职业道德的含义和特点 （2）职业道德的作用	职业道德基本知识	1）职业道德概述 2）职业道德的作用	（1）方法：讲授法、讨论法等 （2）重点与难点：职业道德的作用	1
	1-2 职业守则	（1）长期照护师职业基本认知 （2）长期照护师职业守则	长期照护师职业基本认知与职业守则	1）长期照护师职业基本认知 2）长期照护师职业守则 ①尊老敬亲，以人为本 ②遵纪守法，爱岗敬业 ③规范操作，耐心服务 ④诚实守信，保护隐私	（1）方法：讲授法、讨论法、角色扮演法等 （2）重点：规范操作，耐心服务 （3）难点：对以人为本的理解和践行	1
2. 长期照护师工作须知	2-1 照护伦理知识	（1）对长期照护对象的人文关怀 （2）对长期照护师的人文关怀	照护伦理知识	1）照护伦理的理论基础 2）对长期照护对象的人文关怀 ①长期照护对象的特殊性 ②长期照护服务中体现人文关怀 3）对长期照护师的人文关怀 ①长期照护工作的特点与压力 ②对长期照护师实施人文关怀	（1）方法：讲授法、案例教学法、情景模拟法、角色扮演法等 （2）重点与难点：对人文关怀的理解与践行	1(+1)
	2-2 长期照护师服务礼仪规范	（1）长期照护师仪容仪表礼仪 （2）长期照护师行为举止礼仪	长期照护师服务礼仪规范	1）仪容仪表礼仪 ①基本原则 ②礼仪要求 2）行为举止礼仪 ①基本原则 ②礼仪要求	（1）方法：讲授法、演示法、讨论法等 （2）重点与难点：长期照护师规范身体语言的践行	1(+1)
	2-3 长期照护服务工作流程	（1）居家照护工作流程 （2）机构照护工作流程	长期照护服务工作流程	1）居家照护工作流程 ①入户流程 ②服务流程 ③出户流程 2）机构照护工作流程 ①日间照护流程 ②晚间照护流程	（1）方法：讲授法、演示法等 （2）重点与难点：规范服务流程	1(+2)

续表

2.1.1 职业基本素质培训要求			2.2.1 职业基本素质培训课程规范			
职业基本素质模块（模块）	培训内容（课程）	培训细目	学习单元	课程内容	培训建议	课堂学时
3. 长期护理保险基础知识	3-1 长期护理保险制度及基本政策	（1）长期护理保险制度 （2）长期护理保险失能等级评估 （3）长期照护师国家职业标准 （4）长期护理保险其他政策	长期护理保险制度及基本政策	1）长期护理保险制度概述 2）长期护理保险失能等级评估 ①评估标准 ②评估流程 3）长期照护师国家职业标准 4）长期护理保险其他政策	（1）方法：讲授法、案例教学法等 （2）重点与难点：对长期护理保险欺诈骗保的认识	1 (+1)
	3-2 长期护理保险服务提供方式及内容	（1）长期护理保险服务提供方式 （2）长期护理保险服务内容	长期护理保险服务提供方式及内容	1）长期护理保险服务提供方式 ①居家护理 ②社区护理 ③机构护理 2）长期护理保险服务内容 ①生活照料类 ②医疗护理类	（1）方法：讲授法、案例教学法等 （2）重点：居家护理服务方式与生活照料类服务内容 （3）难点：医疗护理类服务内容	1 (+2)
4. 照护安全基础知识	照护安全基础知识	（1）照护对象的活动安全知识 （2）照护对象的卫生安全知识 （3）照护对象的环境安全知识 （4）急救基本常识	照护安全基础知识	1）照护对象的活动安全知识 ①防范跌倒的照护安全知识 ②防范坠床的照护安全知识 ③防范管路滑脱的照护安全知识 2）照护对象的卫生安全知识 ①个人卫生安全常识 ②食品卫生安全知识 ③机构内的预防感染与控制安全常识 3）照护对象的环境安全知识 ①基本常识 ②起居室环境安全知识 ③卫生间及浴室环境安全知识 ④周边服务设施安全知识 4）急救基本常识	（1）方法：讲授法、案例教学法等	1 (+2)

附录

续表

2.1.1 职业基本素质培训要求			2.2.1 职业基本素质培训课程规范			
职业基本素质模块（模块）	培训内容（课程）	培训细目	学习单元	课程内容	培训建议	课堂学时
4．照护安全基础知识	照护安全基础知识	（5）自然灾害及突发安全问题的应对处理知识	照护安全基础知识	5）自然灾害及突发安全问题的应对处理知识 ①高温的应对处理知识 ②寒潮的应对处理知识 ③洪涝的应对处理知识 ④地震的应对处理知识 ⑤群体食物中毒的应对处理知识	（2）重点：活动安全风险的防范与应对 （3）难点：急救措施在照护场景中的应用	
5．消防安全基础知识	消防安全基础知识	（1）消防安全标志及其含义 （2）火灾报警、扑救初起火灾、自救互救、应急疏散逃生知识 （3）照护服务用火、用电、用气安全常识 （4）协助长期照护对象进行火灾逃生避难基础知识 （5）突发火灾等情况下妥善移动长期照护对象的基本方法	消防安全基础知识	1）消防安全标志及其含义 2）火灾报警、扑救初起火灾、自救互救、应急疏散逃生知识 3）照护服务用火、用电、用气安全常识 4）协助长期照护对象进行火灾逃生避难 5）突发火灾等情况下妥善移动长期照护对象	（1）方法：讲授法、案例教学法等 （2）重点：突发火灾等情况下妥善移动长期照护对象的基本方法 （3）难点：消防安全标志及其含义，照护服务用火、用电、用气安全常识	1 (+1)
6．相关法律法规知识	相关法律法规知识	（1）《中华人民共和国劳动法》相关知识 （2）《中华人民共和国劳动合同法》相关知识 （3）《中华人民共和国老年人权益保障法》相关知识 （4）《中华人民共和国妇女权益保障法》相关知识 （5）《中华人民共和国传染病防治法》相关知识	相关法律法规知识	1）《中华人民共和国劳动法》相关知识 2）《中华人民共和国劳动合同法》相关知识 3）《中华人民共和国老年人权益保障法》相关知识 4）《中华人民共和国妇女权益保障法》相关知识 5）《中华人民共和国传染病防治法》相关知识	（1）方法：讲授法、案例教学法等 （2）重点：《中华人民共和国老年人权益保障法》《中华人民共和国妇女权益保障法》相关知识 （3）难点：《中华人民共和国劳动法》《中华人民共和国劳动合同法》相关知识	1
		课堂学时合计				10 (+10)

附录2 五级/初级职业技能培训要求与课程规范对照表

2.1.2 五级/初级职业技能培训要求				2.2.2 五级/初级职业技能培训课程规范			
职业功能模块（模块）	培训内容（课程）	技能目标	培训细目	学习单元	课程内容	培训建议	课堂学时
1. 生活照护	1-1 清洁照护	1-1-1 能为长期照护对象提供头面部清洁、梳理照护	（1）为长期照护对象提供头发梳理照护 （2）为长期照护对象提供面部清洁照护	（1）头面部和手、足部清洁照护	1）头发梳理照护 ①坐位头发梳理照护 ②卧位头发梳理照护 2）面部清洁照护（包括男士剃须） ①基本方法 ②注意事项 3）手部清洁照护 ①基本方法 ②注意事项 4）足部清洁照护 ①基本方法 ②注意事项 5）修剪指/趾甲 ①基本方法 ②注意事项	（1）方法：讲授法、演示法、实训法 （2）重点：头面部和手、足部清洁照护与指/趾甲修剪的基本方法及注意事项 （3）难点：头面部和手、足部清洁照护的基本方法	2
		1-1-2 能为长期照护对象提供手、足部清洁照护	（1）为长期照护对象提供手部清洁照护 （2）为长期照护对象提供足部清洁照护				
		1-1-3 能为长期照护对象修剪指/趾甲	为长期照护对象修剪指/趾甲				
		1-1-4 能为长期照护对象清洁口腔	（1）协助长期照护对象漱口 （2）协助长期照护对象刷牙	（2）口腔清洁照护	1）协助漱口 ①基本方法 ②注意事项 2）协助刷牙 ①协助自行刷牙 ②棉棒擦拭法 3）协助摘戴活动性义齿及义齿的清洗保养 ①活动性义齿的种类 ②活动性义齿的清洗保养 ③协助摘戴活动性义齿（基本方法及注意事项）	（1）方法：讲授法、演示法、实训法 （2）重点：协助漱口、刷牙和摘戴活动性义齿的基本方法及注意事项，活动性义齿的清洗保养方法 （3）难点：协助刷牙和摘戴活动性义齿的基本方法	1
		1-1-5 能为长期照护对象摘戴活动性义齿并进行清洗保养	（1）协助长期照护对象摘戴活动性义齿 （2）对义齿进行清洗保养				

续表

2.1.2 五级/初级职业技能培训要求				2.2.2 五级/初级职业技能培训课程规范			
职业功能模块（模块）	培训内容（课程）	技能目标	培训细目	学习单元	课程内容	培训建议	课堂学时
1.生活照护	1-1 清洁照护	1-1-6 能为长期照护对象提供洗发照护	（1）为长期照护对象提供床旁洗发照护 （2）为长期照护对象提供床上洗发照护 （3）为长期照护对象修剪头发	（3）洗发照护	1）床旁洗发照护 ①基本方法 ②注意事项 2）床上洗发照护 ①基本方法 ②注意事项 3）修剪头发照护 ①基本方法 ②注意事项	（1）方法：讲授法、演示法、实训法 （2）重点：床旁洗发和床上洗发照护的基本方法及注意事项 （3）难点：床上洗发照护的基本方法	2
		1-1-7 能为长期照护对象提供洗浴（擦浴、淋浴、盆浴）照护	（1）为长期照护对象提供擦浴照护 （2）为长期照护对象提供淋浴照护 （3）为长期照护对象提供盆浴照护	（4）洗浴照护	1）擦浴照护 ①基本方法 ②注意事项 2）淋浴照护 ①基本方法 ②注意事项 3）盆浴照护 ①基本方法 ②注意事项	（1）方法：讲授法、演示法、实训法 （2）重点：擦浴、淋浴、盆浴照护的基本方法及注意事项 （3）难点：擦浴、淋浴、盆浴照护的基本方法	2(+1)
		1-1-8 能为长期照护对象清洁会阴	为长期照护对象清洁会阴	（5）会阴清洁照护	1）会阴的生理特点 2）会阴清洁照护的原则 3）会阴清洁操作 ①基本方法 ②男性会阴清洁操作步骤及注意事项 ③女性会阴清洁操作步骤及注意事项	（1）方法：讲授法、演示法、实训法 （2）重点：会阴清洁的基本方法及注意事项 （3）难点：会阴清洁的方法	1(+1)
		1-1-9 能为长期照护对象整理、更换床上用品	（1）为长期照护对象整理床单位 （2）为长期照护对象更换床上用品	（6）整理和更换床上用品	1）整理床单位 ①基本方法 ②注意事项 2）更换床上用品 ①基本方法 ②注意事项 3）床单位整理过程中的节力原则	（1）方法：讲授法、演示法、实训法 （2）重点：整理和更换床上用品的基本方法及注意事项，节力原则的运用 （3）难点：整理和更换床上用品的方法	2(+1)

五级／初级职业技能培训要求与课程规范对照表

续表

2.1.2 五级／初级职业技能培训要求				2.2.2 五级／初级职业技能培训课程规范			
职业功能模块（模块）	培训内容（课程）	技能目标	培训细目	学习单元	课程内容	培训建议	课堂学时
1. 生活照护	1-2 穿脱衣物	1-2-1 能为长期照护对象穿脱衣服、鞋袜	（1）为长期照护对象穿脱衣服（2）为长期照护对象穿脱鞋袜	（1）穿脱衣服、鞋袜	1）协助更换开衫上衣 2）协助更换套头上衣 3）协助更换裤子 4）协助更换鞋袜	（1）方法：讲授法、演示法、讨论法、实训法（2）重点：穿脱衣服、鞋袜的方法及注意事项（3）难点：穿脱衣服、鞋袜的方法	2(+1)
		1-2-2 能为长期照护对象穿戴简易矫形器等辅助器具	（1）协助长期照护对象穿戴膝关节固定器（2）协助长期照护对象穿戴手功能康复器（3）协助长期照护对象穿戴足踝矫形器	（2）穿戴辅助器具	1）协助穿戴膝关节固定器 2）协助穿戴手功能康复器 ①协助穿戴医用分指板 ②协助穿戴手部康复训练球 3）协助穿戴足踝矫形器	（1）方法：讲授法、演示法、讨论法、实训法（2）重点：穿戴辅助器具的方法及注意事项（3）难点：穿戴辅助器具的方法	1(+1)
	1-3 饮食照护	1-3-1 能根据长期照护对象具体情况选择合适体位并协助其进食、进水	（1）协助长期照护对象自主进食（2）协助不能自主进食的长期照护对象进食（3）协助长期照护对象进水（4）观察长期照护对象吞咽状况	（1）协助进食、进水	1）协助自主进食 ①协助坐位进食 ②协助半坐卧位进食 ③协助侧卧位进食 ④协助视力障碍者进食 2）协助不能自主进食的长期照护对象进食 ①协助坐位进食 ②协助半坐卧位进食 ③协助侧卧位进食 3）协助进水 4）观察吞咽状况	（1）方法：讲授法、演示法、实训法（2）重点：协助进食、进水的方法及注意事项（3）难点：观察吞咽状况	2
		1-3-2 能评估长期照护对象常见膳食种类和摄入量，并记录和报告异常情况	（1）评估长期照护对象常见膳食种类需求	（2）评估膳食种类和摄入量需求	1）常见膳食种类需求评估 ①基本饮食需求评估 ②治疗饮食需求评估	（1）方法：讲授法、讨论法、实训法	1

057

附录

续表

2.1.2 五级/初级职业技能培训要求				2.2.2 五级/初级职业技能培训课程规范			
职业功能模块（模块）	培训内容（课程）	技能目标	培训细目	学习单元	课程内容	培训建议	课堂学时
1.生活照护	1-3 饮食照护	1-3-2 能评估长期照护对象常见膳食种类和摄入量，并记录和报告异常情况	（2）评估长期照护对象常见膳食摄入量需求 （3）根据评估记录报告长期照护对象膳食种类和摄入量异常情况	（2）评估膳食种类和摄入量需求	2）常见膳食摄入量需求评估 ①基本饮食摄入量需求评估 ②治疗饮食摄入量需求评估	（2）重点：长期照护对象常见膳食种类和摄入量的评估及异常情况记录报告 （3）难点：常见膳食种类及摄入量需求的评估	
					3）膳食摄入异常情况的记录报告 ①膳食摄入异常的表现及应对措施 ②记录报告要点		
	1-4 排泄照护	1-4-1 能为长期照护对象提供床上使用便器、协助如厕等照护	（1）协助长期照护对象使用小便器 （2）协助长期照护对象使用便盆 （3）协助长期照护对象如厕	（1）协助排泄	1）床上使用便器 ①床上使用便器的种类 ②床上使用便器的步骤及注意事项	（1）方法：讲授法、演示法、实训法 （2）重点：床上使用便器和协助如厕的步骤及注意事项 （3）难点：床上使用便器及协助如厕的方法	1(+1)
					2）协助如厕 ①布置安全的厕所环境 ②协助如厕的步骤及注意事项		
		1-4-2 能为长期照护对象更换护理垫、纸尿裤，以及倾倒排泄物	（1）为长期照护对象更换护理垫 （2）为长期照护对象更换纸尿裤 （3）为长期照护对象倾倒排泄物	（2）排泄后处理	1）更换护理垫 ①用途及选用方法 ②步骤及注意事项	（1）方法：讲授法、演示法、实训法 （2）重点：更换护理垫和纸尿裤的方法及注意事项 （3）难点：更换纸尿裤的方法	1(+1)
					2）更换纸尿裤 ①用途及选用方法 ②步骤及注意事项		
					3）倾倒排泄物		
		1-4-3 能观察长期照护对象排泄物的性状、颜色、次数及量，并报告异常情况	（1）观察长期照护对象排泄物的性状、颜色、次数及量 （2）记录报告长期照护对象排泄物异常情况	（3）排泄物观察、记录与报告	1）排泄物的观察 ①呕吐物的观察要点 ②粪便的观察要点 ③尿液的观察要点	（1）方法：讲授法、讨论法、实训法 （2）重点：排泄物的观察与异常情况的记录和报告 （3）难点：排泄物的观察	1
					2）排泄物异常情况的记录和报告		

续表

五级/初级职业技能培训要求与课程规范对照表

2.1.2 五级/初级职业技能培训要求				2.2.2 五级/初级职业技能培训课程规范			
职业功能模块（模块）	培训内容（课程）	技能目标	培训细目	学习单元	课程内容	培训建议	课堂学时
2. 基础护理	2-1 生命体征及血糖测量	2-1-1 能为长期照护对象测量体温并报告	为长期照护对象测量体温并记录和报告	（1）测量生命体征	1）生命体征的正常数值范围（体温、脉搏、呼吸和血压）	（1）方法：讲授法、演示法、讨论法、实训法 （2）重点：测量体温、脉搏、呼吸和血压的方法 （3）难点：测量血压的方法	1
		2-1-2 能为长期照护对象测量脉搏并报告	为长期照护对象测量脉搏并记录和报告		2）影响生命体征变化的因素（体温、脉搏、呼吸和血压）		
		2-1-3 能为长期照护对象测量呼吸并报告	为长期照护对象测量呼吸并记录和报告		3）测量生命体征的方法（体温、脉搏、呼吸和血压）		
		2-1-4 能为长期照护对象测量血压并报告	为长期照护对象测量血压并记录和报告		4）测量生命体征的注意事项（体温、脉搏、呼吸和血压）		
		2-1-5 能为长期照护对象测量血糖并报告	为长期照护对象测量血糖并记录和报告	（2）测量血糖	1）血糖的正常数值范围 2）使用血糖仪测量血糖 3）测量血糖的注意事项	（1）方法：讲授法、演示法、实训法 （2）重点：使用血糖仪测量血糖的方法 （3）难点：测量血糖的注意事项	1
	2-2 基础感染防控	2-2-1 能做手部清洁	手部清洁	手卫生及防护用品的使用	1）手卫生的原则及时机	（1）方法：讲授法、演示法、讨论法、实训法 （2）重点：手卫生的重要性及基本方法，使用防护用品为长期照护对象进行防护的方法 （3）难点：手卫生的方法	1（+1）
		2-2-2 能进行卫生手消毒	卫生手消毒		2）手部清洁的重要性及方法		
		2-2-3 能使用防护用品为长期照护对象进行防护	（1）正确使用医用口罩 （2）正确使用医用帽 （3）正确使用外科手套		3）手卫生的重要性及方法 4）使用防护用品 ①选择合适的防护用品 ②正确使用防护用品（医用口罩、医用帽及外科手套）		
3. 应急处置	3-1 急情识别	3-1-1 能识别长期照护对象噎食、误吸	识别长期照护对象噎食、误吸	急情识别	1）噎食、误吸的识别 ①噎食、误吸的常见原因及预防 ②噎食、误吸的识别及判断方法	（1）方法：讲授法、讨论法、演示法、实训法	1

附录

续表

2.1.2 五级/初级职业技能培训要求				2.2.2 五级/初级职业技能培训课程规范			
职业功能模块（模块）	培训内容（课程）	技能目标	培训细目	学习单元	课程内容	培训建议	课堂学时
3.应急处置	3-1 急情识别	3-1-2 能识别长期照护对象呼吸心跳骤停	识别长期照护对象呼吸心跳骤停	急情识别	2) 呼吸心跳骤停的识别 ①呼吸心跳骤停的常见原因 ②呼吸心跳骤停的表现及识别方法	（2）重点与难点：噎食、误吸的判断方法，呼吸心跳骤停的识别方法	1
	3-2 应急处理	3-2-1 能为噎食、误吸的长期照护对象拨打"120"急救电话	为噎食、误吸的长期照护对象正确拨打"120"急救电话	应急处理	1) 噎食、误吸的应急处理 ①拨打"120"急救电话 ②急救措施	（1）方法：讲授法、讨论法、演示法、实训法 （2）重点：拨打"120"急救电话的方法 （3）难点：噎食、误吸的急救措施	
		3-2-2 能为呼吸心跳骤停的长期照护对象拨打"120"急救电话	为呼吸心跳骤停的长期照护对象正确拨打"120"急救电话		2) 呼吸心跳骤停的应急处理（拨打"120"急救电话）		
4.功能维护	4-1 体位管理	4-1-1 能协助长期照护对象翻身	（1）协助偏瘫的长期照护对象翻身 （2）协助截瘫的长期照护对象翻身 （3）协助四肢瘫痪的长期照护对象翻身	（1）协助翻身	1) 协助翻身的目的和不同翻身方法的适用对象 2) 协助偏瘫的长期照护对象翻身 ①方法 ②注意事项 3) 协助截瘫的长期照护对象翻身 ①方法 ②注意事项 4) 协助四肢瘫痪的长期照护对象翻身 ①方法 ②注意事项	（1）方法：讲授法、演示法、讨论法、实训法 （2）重点：协助不同瘫痪类型的长期照护对象翻身的方法和注意事项 （3）难点：协助不同瘫痪类型的长期照护对象翻身的方法	1
		4-1-2 能协助长期照护对象进行良肢位的摆放	（1）协助长期照护对象进行床上卧位良肢位摆放 （2）协助长期照护对象进行床上坐位良肢位摆放	（2）协助摆放良肢位	1) 摆放良肢位的目的和要求 2) 协助摆放良肢位操作 ①协助摆放床上卧位良肢位	（1）方法：讲授法、讨论法、实训法	1(+1)

续表

2.1.2 五级/初级职业技能培训要求				2.2.2 五级/初级职业技能培训课程规范			
职业功能模块（模块）	培训内容（课程）	技能目标	培训细目	学习单元	课程内容	培训建议	课堂学时
4. 功能维护	4-1 体位管理	4-1-2 能协助长期照护对象进行良肢位的摆放	(3) 协助长期照护对象进行轮椅坐位良肢位摆放	(2) 协助摆放良肢位	②协助摆放床上坐位良肢位 ③协助摆放轮椅坐位良肢位	(2) 重点与难点：协助摆放良肢位的方法和注意事项	
		4-1-3 能协助长期照护对象完成床上移动、床椅（轮椅）转移	(1) 协助长期照护对象完成床上移动 (2) 协助长期照护对象完成床椅（轮椅）转移	(3) 协助完成床上移动和床椅（轮椅）转移	1) 协助完成床上移动 ①协助由床尾移向床头 ②协助床上坐起 ③协助上、下床 2) 协助完成床椅（轮椅）转移	(1) 方法：讲授法、演示法、实训法 (2) 重点：协助完成床上移动和床椅（轮椅）转移的方法及注意事项 (3) 难点：协助完成床椅（轮椅）转移的方法	1 (+1)
	4-2 日常活动指导	4-2-1 能指导长期照护对象使用适宜的进食辅具	(1) 指导长期照护对象正确使用助食筷 (2) 指导长期照护对象正确使用防洒盘 (3) 指导长期照护对象正确使用防抖勺	(1) 进食辅具的使用指导	1) 进食辅具的适用对象	(1) 方法：讲授法、讨论法、实训法 (2) 重点：进食辅具的适用对象及使用原则 (3) 难点：进食辅具的使用原则	1
					2) 进食辅具的使用原则（助食筷、防洒盘等）		
		4-2-2 能指导长期照护对象使用适宜的排泄辅具	(1) 指导长期照护对象正确使用坐便椅 (2) 指导长期照护对象正确使用其他排泄辅具	(2) 排泄辅具的使用指导	1) 排泄辅具的适用对象	(1) 方法：讲授法、讨论法、实训法 (2) 重点：排泄辅具的适用对象和使用原则 (3) 难点：排泄辅具的使用原则	1
					2) 排泄辅具的使用原则（坐便椅等）		
		4-2-3 能指导长期照护对象使用适宜的尿、便吸收辅具	(1) 指导长期照护对象正确使用护理垫 (2) 指导长期照护对象正确使用纸尿裤	(3) 尿、便吸收辅具的使用指导	1) 尿、便吸收辅具的适用对象	(1) 方法：讲授法、讨论法、实训法 (2) 重点：尿、便吸收辅具的适用对象和使用原则	1

附录

续表

2.1.2 五级/初级职业技能培训要求				2.2.2 五级/初级职业技能培训课程规范			
职业功能模块（模块）	培训内容（课程）	技能目标	培训细目	学习单元	课程内容	培训建议	课堂学时
4. 功能维护	4-2 日常活动指导	4-2-3 能指导长期照护对象使用适宜的尿、便吸收辅具	(3) 指导长期照护对象正确使用其他尿、便吸收辅具	(3) 尿、便吸收辅具的使用指导	2) 尿、便吸收辅具的使用原则（护理垫、纸尿裤）	(3) 难点：尿、便吸收辅具的使用原则	
课堂学时合计							30 (+10)

附录3 四级/中级职业技能培训要求与课程规范对照表

2.1.3 四级/中级职业技能培训要求				2.2.3 四级/中级职业技能培训课程规范			
职业功能模块（模块）	培训内容（课程）	技能目标	培训细目	学习单元	课程内容	培训建议	课堂学时
1. 生活照护	1-1 清洁照护	1-1-1 能为管饲的长期照护对象清洁口腔	为管饲长期照护对象清洁口腔	(1) 管饲长期照护对象口腔清洁	1) 口腔清洁的目的	(1) 方法：讲授法、演示法、实训法	1 (+1)
					2) 口腔清洁方法及注意事项	(2) 重点与难点：口腔清洁方法及注意事项	
		1-1-2 能为留置导尿管的长期照护对象清洁会阴	为留置导尿管的长期照护对象清洁会阴	(2) 留置尿导管长期照护对象会阴清洁	1) 会阴清洁的目的	(1) 方法：讲授法、演示法、实训法	1 (+1)
					2) 男性会阴清洁方法及注意事项	(2) 重点：会阴清洁方法及注意事项	
					3) 女性会阴清洁方法及注意事项	(3) 难点：会阴清洁方法	
	1-2 饮食照护	1-2-1 能为留置胃管、胃造瘘的长期照护对象提供管饲照护	(1) 为留置胃管、胃造瘘的长期照护对象选择管饲饮食	(1) 留置胃管、胃造瘘长期照护对象管饲照护	1) 管饲饮食的概念	(1) 方法：讲授法、演示法、实训法	1 (+1)

续表

2.1.3 四级/中级职业技能培训要求					2.2.3 四级/中级职业技能培训课程规范			
职业功能模块（模块）	培训内容（课程）	技能目标	培训细目	学习单元	课程内容	培训建议	课堂学时
1. 生活照护	1-2 饮食照护	1-2-1 能为留置胃管、胃造瘘的长期照护对象提供管饲照护	（2）为留置胃管、胃造瘘的长期照护对象提供管饲照护	（1）留置胃管、胃造瘘长期照护对象管饲照护	2）管饲饮食选择 3）管饲方法及注意事项	（2）重点：管饲方法及注意事项 （3）难点：管饲方法	
		1-2-2 能为空肠造瘘的长期照护对象提供管饲照护	（1）为空肠造瘘的长期照护对象选择管饲饮食 （2）为空肠造瘘的长期照护对象提供管饲照护	（2）空肠造瘘长期照护对象管饲照护	1）管饲饮食选择 2）管饲方法及注意事项	（1）方法：讲授法、演示法、实训法 （2）重点：管饲方法及注意事项 （3）难点：管饲方法	1（+1）
	1-3 排泄照护	1-3-1 能为长期照护对象更换尿袋	（1）识别尿袋种类 （2）为长期照护对象更换尿袋	（1）更换尿袋与诱导排尿	1）更换尿袋 ①尿袋种类（子母集尿袋） ②更换尿袋的方法及注意事项	（1）方法：讲授法、演示法 （2）重点：更换尿袋的方法和尿潴留诱导排尿 （3）难点：诱导排尿的方法	1（+1）
		1-3-2 能对尿潴留的长期照护对象进行诱导排尿	为尿潴留的长期照护对象进行诱导排尿		2）诱导排尿 ①尿潴留的临床表现 ②诱导排尿的方法及注意事项（条件反射法、刺激会阴法、增加腹压法、膀胱叩击法）		
		1-3-3 能为长期照护对象使用排便辅助方法协助排便	（1）用开塞露协助长期照护对象排便 （2）用人工取便的方法协助长期照护对象排便	（2）协助排便	1）协助排便的目的 2）使用开塞露协助排便 ①操作要点 ②注意事项 3）人工取便 ①操作要点 ②注意事项	（1）方法：讲授法、演示法、实训法 （2）重点：开塞露使用方法 （3）难点：人工取便方法	1（+2）

附录

续表

2.1.3 四级/中级职业技能培训要求				2.2.3 四级/中级职业技能培训课程规范			
职业功能模块（模块）	培训内容（课程）	技能目标	培训细目	学习单元	课程内容	培训建议	课堂学时
1. 生活照护	1-3 排泄照护	1-3-4 能对尿失禁、便失禁的长期照护对象进行失禁护理	（1）为尿失禁的长期照护对象提供照护 （2）为便失禁的长期照护对象提供照护	（3）失禁护理	1）尿失禁、便失禁的定义、类型和原因 2）功能锻炼的方法（尿失禁、便失禁） 3）日常生活方式指导（尿失禁、便失禁） 4）预防失禁性皮炎护理 ①护理措施 ②注意事项	（1）方法：讲授法、演示法、实训法 （2）重点：尿失禁、便失禁者功能锻炼的方法，预防失禁性皮炎护理措施及注意事项 （3）难点：尿失禁、便失禁者功能锻炼的方法	1
2. 基础护理	2-1 生命体征监测	2-1-1 能识别长期照护对象异常体温并报告	识别长期照护对象异常体温并报告	异常生命体征识别	1）异常体温识别 ①正常体温范围 ②异常体温识别与报告	（1）方法：讲授法、演示法 （2）重点：体温、脉率、呼吸、血压正常范围与异常情况识别 （3）难点：异常体温、脉率、呼吸、血压识别方法	1（+1）
		2-1-2 能识别长期照护对象异常脉率并报告	识别长期照护对象异常脉率并报告		2）异常脉率识别 ①正常脉率范围 ②异常脉搏识别与报告		
		2-1-3 能识别长期照护对象异常呼吸并报告	识别长期照护对象异常呼吸并报告		3）异常呼吸识别 ①正常呼吸范围 ②异常呼吸识别与报告		
		2-1-4 能识别长期照护对象异常血压并报告	识别长期照护对象异常血压并报告		4）异常血压识别 ①正常血压范围 ②异常血压识别与报告		
	2-2 基础感染防控	2-2-1 能处理长期照护对象的呼吸道分泌物	（1）观察长期照护对象呼吸道分泌物的颜色、量和气味 （2）处理长期照护对象呼吸道分泌物	基础感染防控	1）呼吸道分泌物的观察与处理	（1）方法：讲授法、演示法	1（+1）

续表

2.1.3 四级/中级职业技能培训要求				2.2.3 四级/中级职业技能培训课程规范			
职业功能模块（模块）	培训内容（课程）	技能目标	培训细目	学习单元	课程内容	培训建议	课堂学时
2. 基础护理	2-2 基础感染防控	2-2-2 能处理长期照护对象呕吐物、排泄物	（1）观察长期照护对象呕吐物、排泄物的颜色、量和气味 （2）处理长期照护对象呕吐物和排泄物	基础感染防控	2）呕吐物的观察与处理	（2）重点：分泌物、呕吐物、排泄物的观察与处理措施，保护性隔离的措施及注意事项 （3）难点：分泌物、呕吐物、排泄物的观察，保护性隔离措施	
					3）排泄物的观察与处理		
		2-2-3 能为长期照护对象提供保护性隔离防护	为长期照护对象提供保护性隔离防护		4）保护性隔离 ①保护性隔离的适用对象 ②保护性隔离的措施及注意事项		
	2-3 安全护理	2-3-1 能评估长期照护对象坠床、跌倒、烫伤、误吸、误食、噎食等风险，并协助提供防范措施	（1）评估长期照护对象坠床、跌倒风险，并协助提供防范措施 （2）评估长期照护对象烫伤风险，并协助提供防范措施 （3）评估长期照护对象误吸、误食、噎食风险，并协助提供防范措施	（1）常见意外伤害风险评估及防范	1）坠床、跌倒风险评估及防范	（1）方法：讲授法、演示法、实训法 （2）重点与难点：坠床、跌倒、烫伤、误吸、误食、噎食的风险评估及防范措施	1 (+2)
					2）烫伤风险评估及防范		
					3）误吸、误食、噎食风险评估及防范		

续表

2.1.3 四级/中级职业技能培训要求				2.2.3 四级/中级职业技能培训课程规范			
职业功能模块（模块）	培训内容（课程）	技能目标	培训细目	学习单元	课程内容	培训建议	课堂学时
2. 基础护理	2-3 安全护理	2-3-2 能对发生低血糖的长期照护对象做紧急护理并记录和报告	(1) 识别长期照护对象低血糖症状 (2) 为发生低血糖的长期照护对象提供紧急护理并记录和报告	(2) 低血糖者紧急护理	1) 低血糖症状及发生原因	(1) 方法：讲授法、演示法 (2) 重点：低血糖症状及低血糖者紧急护理措施 (3) 难点：低血糖症状识别	1
					2) 低血糖者紧急护理 ①紧急护理措施 ②记录与报告		
		2-3-3 能为长期照护对象提供皮肤压力性损伤的预防指导	(1) 识别皮肤压力性损伤常见的危险因素 (2) 提供预防皮肤压力性损伤的方法	(3) 皮肤压力性损伤预防指导	1) 皮肤压力性损伤常见危险因素	(1) 方法：讲授法、演示法 (2) 重点与难点：皮肤压力性损伤的预防方法	1
					2) 皮肤压力性损伤的预防方法与注意事项		
3. 对症护理	3-1 症状识别	3-1-1 能观察识别长期照护对象咳嗽、呼吸困难等常见异常情况并记录	(1) 观察识别与记录咳嗽、呼吸困难症状 (2) 观察识别与记录咯血症状	症状识别	1) 咳嗽、呼吸困难、咯血症状的观察识别	(1) 方法：讲授法、演示法 (2) 重点：咳嗽、呼吸困难、咯血、便秘、腹泻、便血、皮疹、皮肤压力性损伤症状的观察识别 (3) 难点：呼吸困难、咯血、便血、皮疹、皮肤压力性损伤症状的观察识别	1
		3-1-2 能观察识别长期照护对象便秘、腹泻等常见异常情况并记录	(1) 观察识别与记录便秘、腹泻症状 (2) 观察识别与记录便血症状		2) 便秘、腹泻、便血症状的观察识别		
		3-1-3 能观察识别长期照护对象皮疹、皮肤压力性损伤等皮肤常见异常情况并记录	(1) 观察识别与记录皮疹症状 (2) 观察识别与记录皮肤压力性损伤症状		3) 皮疹、皮肤压力性损伤症状的观察识别		

续表

2.1.3 四级/中级职业技能培训要求			2.2.3 四级/中级职业技能培训课程规范			
职业功能模块（模块）	培训内容（课程）	技能目标	培训细目	学习单元	课程内容	培训建议	课堂学时
3. 对症护理	3-2 症状处理	3-2-1 能对伴有咳嗽、呼吸困难等常见症状的长期照护对象进行调整体位、叩背排痰等基础护理	（1）对伴有咳嗽、呼吸困难症状的长期照护对象进行调整体位、叩背排痰处理（2）对长期照护对象咯血症状进行紧急处理	（1）呼吸异常症状处理	1）呼吸困难者体位摆放与处理　2）叩背排痰①方法②注意事项　3）咯血症状紧急处理	（1）方法：讲授法、演示法、实训法（2）重点：呼吸困难者体位摆放及叩背排痰方法，咯血症状紧急处理（3）难点：叩背排痰方法及咯血症状紧急处理	1(+1)
		3-2-2 能为伴有便秘、腹泻、便血常见症状的长期照护对象进行腹部按摩、饮水饮食指导、便样采集等基础护理	（1）为伴有便秘的长期照护对象进行腹部按摩、饮水饮食指导、便样采集（2）为腹泻的长期照护对象进行饮水饮食指导、便样采集（3）观察和处理便血情况	（2）排便异常症状处理	1）便秘时的处理①腹部按摩②饮水饮食指导　2）腹泻时的处理①饮水饮食指导②粪便标本采集　3）便血症状观察与处理	（1）方法：讲授法、演示法（2）重点：便秘、腹泻、便血时的护理措施（3）难点：便秘、腹泻时的护理措施	1
		3-2-3 能对伴有皮疹、皮肤压力性损伤等皮肤常见症状的长期照护对象进行皮肤清洁、定时更换体位、气垫减压等基础护理	（1）对伴有皮疹的长期照护对象进行皮肤清洁（2）对伴有皮肤压力性损伤症状的长期照护对象定时更换体位和进行气垫减压等	（3）皮肤异常症状处理	1）皮疹护理①症状②皮肤清洁照护　2）压力性损伤皮肤护理①症状②更换体位③皮肤清洁④气垫减压护理	（1）方法：讲授法、演示法、实训法（2）重点：皮疹、压力性损伤皮肤护理措施及注意事项（3）难点：皮疹、压力性损伤皮肤护理措施及注意事项	1

续表

2.1.3 四级/中级职业技能培训要求			2.2.3 四级/中级职业技能培训课程规范			
职业功能模块（模块）	培训内容（课程）	技能目标	培训细目	学习单元	课程内容	培训建议	课堂学时
4.功能维护	4-1 日常活动指导	4-1-1 能指导长期照护对象进行翻身训练	指导长期照护对象翻身训练	（1）翻身指导训练	1）翻身指导训练的目的	（1）方法：讲授法、演示法、实训法	1
					2）翻身指导训练的方法	（2）重点：翻身指导训练的方法及注意事项	
					3）翻身指导训练注意事项	（3）难点：翻身指导训练的方法	
		4-1-2 能指导长期照护对象进行进食训练	（1）评估长期照护对象进食能力 （2）指导长期照护对象进行进食训练	（2）进食指导训练	1）进食能力评估	（1）方法：讲授法、演示法、实训法	1
					2）进食指导训练的方法及注意事项	（2）重点：进食指导训练的方法及注意事项 （3）难点：进食指导训练的方法	
		4-1-3 能指导长期照护对象进行穿脱衣裤、鞋袜训练	指导长期照护对象进行穿脱衣裤、鞋袜训练	（3）穿脱衣裤、鞋袜指导训练	1）协助穿脱衣裤训练 ①方法 ②注意事项	（1）方法：讲授法、演示法、实训法	1
					2）协助穿脱鞋袜训练 ①方法 ②注意事项	（2）重点：穿脱衣裤、鞋袜指导训练方法及注意事项 （3）难点：穿脱衣裤、鞋袜指导训练方法	
		4-1-4 能指导长期照护对象进行如厕训练	指导长期照护对象进行如厕训练	（4）如厕指导训练	1）如厕指导训练的方法	（1）方法：讲授法、演示法、实训法	1
					2）如厕指导训练的注意事项	（2）重点：如厕指导训练的方法及注意事项 （3）难点：如厕指导训练的方法	
	4-2 功能训练	4-2-1 能指导留置导尿管的长期照护对象进行膀胱功能训练	指导留置导尿管的长期照护对象进行膀胱功能训练	（1）膀胱功能训练	1）膀胱功能训练的目的	（1）方法：讲授法、演示法、实训法	1
					2）膀胱功能训练的方法及注意事项	（2）重点：膀胱功能训练的方法及注意事项 （3）难点：膀胱功能训练的方法	

四级／中级职业技能培训要求与课程规范对照表

续表

2.1.3 四级/中级职业技能培训要求				2.2.3 四级/中级职业技能培训课程规范			
职业功能模块（模块）	培训内容（课程）	技能目标	培训细目	学习单元	课程内容	培训建议	课堂学时
4．功能维护	4-2 功能训练	4-2-2 能指导长期照护对象进行盆底肌功能训练	(1) 评估长期照护对象盆底肌功能障碍情况 (2) 指导长期照护对象进行盆底肌功能训练	(2) 盆底肌功能训练	1) 盆底肌功能障碍评估 2) 盆底肌功能训练的方法及注意事项	(1) 方法：讲授法、演示法、实训法 (2) 重点：盆底肌功能训练的方法及注意事项 (3) 难点：盆底肌功能障碍评估	1
5．心理照护	5-1 沟通交流	5-1-1 能选择适当沟通方式与长期照护对象沟通	(1) 用语言沟通技巧与长期照护对象沟通 (2) 用非语言沟通技巧与长期照护对象沟通	沟通交流	1) 与长期照护对象沟通交流 ①人际沟通与交流 ②语言沟通技巧 ③非语言沟通技巧 ④人际沟通注意事项	(1) 方法：讲授法、演示法 (2) 重点：语言与非语言沟通技巧，与长期照护对象家属建立人际关系的基本原则及注意事项 (3) 难点：非语言沟通技巧，与长期照护对象家属建立人际关系的方法	1
		5-1-2 能选择适当沟通方式与长期照护对象家属沟通	(1) 建立与长期照护对象家属相互信任的关系 (2) 选择与长期照护对象家属沟通的方式		2) 与长期照护对象家属沟通交流 ①原则及方法 ②注意事项		
	5-2 精神慰藉	5-2-1 能发现长期照护对象的焦虑、抑郁、淡漠等异常情绪	(1) 发现长期照护对象焦虑、抑郁、淡漠、恐惧等异常情绪的特点 (2) 识别异常情绪	异常情绪识别及报告	1) 异常情绪对健康的影响 2) 异常情绪识别 ①焦虑的特点及识别方法 ②抑郁情绪的特点及识别方法 ③淡漠情绪的特点及识别方法 ④恐惧情绪的特点及识别方法	(1) 方法：讲授法、演示法	1

附录

续表

2.1.3 四级/中级职业技能培训要求				2.2.4 四级/中级职业技能培训课程规范			
职业功能模块（模块）	培训内容（课程）	技能目标	培训细目	学习单元	课程内容	培训建议	课堂学时
5.心理照护	5-2 精神慰藉	5-2-2 能及时报告长期照护对象的异常情绪	报告长期照护对象异常情绪	异常情绪识别及报告	3）异常情绪报告 ①异常情绪报告方式及要点 ②异常情绪报告注意事项	（2）重点与难点：焦虑、抑郁、淡漠、恐惧等异常情绪的识别方法，异常情绪报告方式及要点	
课堂学时合计							24（+12）

附录4 三级/高级职业技能培训要求与课程规范对照表

2.1.4 三级/高级职业技能培训要求				2.2.4 三级/高级职业技能培训课程规范			
职业功能模块（模块）	培训内容（课程）	技能目标	培训细目	学习单元	课程内容	培训建议	课堂学时
1.基础护理	1-1 生命体征监测	1-1-1 能监测长期照护对象体温波动情况并报告异常	监测长期照护对象体温波动情况并记录和报告	生命体征监测	1）监测体温波动 ①发热分期特点 ②常见热型（稽留热、弛张热、间歇热、不规则热） ③体温异常的监测、记录与报告	（1）方法：讲授法、演示法、实训法 （2）重点：体温、脉搏、呼吸、血压异常监测方法及注意事项 （3）难点：常见热型，异常体温、脉搏、呼吸、血压与疾病的关系	1（+1）
		1-1-2 能监测长期照护对象脉率波动情况并报告异常	监测长期照护对象脉率波动情况并记录和报告		2）监测脉率波动 ①异常脉搏类型（脉率异常、节律异常、强弱异常） ②异常脉搏监测、记录与报告		
		1-1-3 能监测长期照护对象呼吸状况并报告异常	监测长期照护对象呼吸状况并记录和报告		3）监测呼吸 ①异常呼吸类型（频率异常、深度异常、节律异常、声音异常） ②异常呼吸监测、记录与报告		
		1-1-4 能监测长期照护对象血压波动情况并报告异常	监测长期照护对象血压波动情况并记录和报告		4）监测血压波动 ①异常血压类型（高血压、低血压） ②异常血压监测、记录与报告		

三级／高级职业技能培训要求与课程规范对照表

续表

2.1.4 三级/高级职业技能培训要求				2.2.4 三级/高级职业技能培训课程规范			
职业功能模块（模块）	培训内容（课程）	技能目标	培训细目	学习单元	课程内容	培训建议	课堂学时
1. 基础护理	1-2 安全护理	1-2-1 能在长期照护对象发生坠床、跌倒、烫伤、误吸、误食、噎食等意外事件时进行紧急处理指导	（1）提供坠床、跌倒紧急处理指导（2）提供烫伤紧急处理指导（3）提供误吸、误食、噎食紧急处理指导	（1）常见意外事件紧急处理指导	1）坠床、跌倒紧急处理指导 2）烫伤紧急处理指导 3）误吸、误食、噎食紧急处理指导	（1）方法：讲授法、演示法、实训法 （2）重点与难点：坠床、跌倒、烫伤、误吸、误食、噎食紧急处理指导	1(+3)
		1-2-2 能为长期照护对象提供安全活动环境布置指导	（1）布置安全活动的生活环境（2）营造安全活动的社会环境	（2）安全活动环境布置指导	1）安全活动生活环境布置 ①室内温湿度 ②光线 ③噪声 ④通风 ⑤物品摆放 ⑥药物存放 2）安全活动社会环境营造 ①家庭管理 ②机构关系 ③邻里关系	（1）方法：讲授法、演示法 （2）重点：安全活动生活环境布置 （3）难点：安全活动社会环境营造	1
		1-2-3 能为长期照护对象制订预防皮肤损伤的计划并提供基础护理指导	（1）为长期照护对象制订预防皮肤压力性损伤计划（2）提供基础护理指导	（3）预防皮肤压力性损伤计划制订及护理指导	1）制订预防皮肤压力性损伤计划 2）皮肤压力性损伤护理指导	（1）方法：讲授法、演示法 （2）重点：皮肤压力性损伤护理指导 （3）难点：制订预防皮肤压力性损伤计划	1
		1-2-4 能为长期照护对象的异常行为提供针对性的护理措施指导	（1）识别长期照护对象异常行为（2）提供针对性护理措施	（4）异常行为识别与护理措施指导	1）异常行为识别 ①语言异常表现 ②感知觉行为异常表现 2）异常行为针对性护理措施指导	（1）方法：讲授法、演示法、实训法 （2）重点：异常行为针对性护理措施指导 （3）难点：异常行为识别	1

续表

2.1.4 三级/高级职业技能培训要求				2.2.4 三级/高级职业技能培训课程规范			
职业功能模块（模块）	培训内容（课程）	技能目标	培训细目	学习单元	课程内容	培训建议	课堂学时
1. 基础护理	1-3 用药护理	1-3-1 能协助长期照护对象遵医嘱口服、管饲给药	(1) 协助口服给药 (2) 协助管饲给药	(1) 协助口服、管饲给药	1) 协助口服给药 ①片剂 ②水剂 ③丸剂	(1) 方法：讲授法、演示法、实训法 (2) 重点：协助口服、管饲给药的方法及注意事项 (3) 难点：协助管饲给药的方法及注意事项	1
					2) 协助管饲给药 ①片剂 ②水剂		
		1-3-2 能协助长期照护对象遵医嘱给予外用药	(1) 协助擦涂皮肤外用药 (2) 协助给眼部、耳部用药	(2) 协助给予外用药	1) 协助擦涂皮肤外用药物 ①方法 ②注意事项	(1) 方法：讲授法、演示法、实训法 (2) 重点：协助擦涂皮肤及眼部、耳部给药的方法及注意事项 (3) 难点：协助眼部、耳部给药的方法及注意事项	1
					2) 协助眼部给药 ①方法 ②注意事项		
					3) 协助耳部给药 ①方法 ②注意事项		
2. 疾病护理	2-1 常见慢性病的护理指导	2-1-1 能对患高血压、冠心病的长期照护对象提供健康教育及基础护理指导	(1) 为患高血压的长期照护对象提供健康教育及基础护理指导 (2) 为患冠心病的长期照护对象提供健康教育及基础护理指导	(1) 高血压、冠心病患者健康教育及基础护理指导	1) 高血压患者健康教育及基础护理指导	(1) 方法：讲授法、案例教学法、角色扮演法 (2) 重点：高血压、冠心病患者健康教育及基础护理指导 (3) 难点：高血压、冠心病患者健康教育	1
					2) 冠心病患者健康教育及基础护理指导		
		2-1-2 能对患脑卒中、帕金森病的长期照护对象提供健康教育及基础护理指导	(1) 为患脑卒中的长期照护对象提供健康教育及基础护理指导 (2) 为患帕金森病的长期照护对象提供健康教育及基础护理指导	(2) 脑卒中、帕金森病患者健康教育及基础护理指导	1) 脑卒中患者健康教育及基础护理指导	(1) 方法：讲授法、案例教学法、角色扮演法 (2) 重点：脑卒中、帕金森病患者健康教育及基础护理指导 (3) 难点：脑卒中、帕金森病患者健康教育	1 (+1)
					2) 帕金森病患者健康教育及基础护理指导		

续表

2.1.4 三级/高级职业技能培训要求				2.2.4 三级/高级职业技能培训课程规范			
职业功能模块（模块）	培训内容（课程）	技能目标	培训细目	学习单元	课程内容	培训建议	课堂学时
2. 疾病护理	2-1 常见慢性病的护理指导	2-1-3 能对患糖尿病的长期照护对象提供健康教育及基础护理指导	为患糖尿病的长期照护对象提供健康教育及基础护理指导	（3）糖尿病、慢性阻塞性肺病患者健康教育及基础护理指导	1）糖尿病患者健康教育及基础护理指导	（1）方法：讲授法、案例教学法、角色扮演法 （2）重点：糖尿病、慢性阻塞性肺病患者健康教育及基础护理指导 （3）难点：糖尿病、慢性阻塞性肺病患者健康教育	1
		2-1-4 能对患慢性阻塞性肺病的长期照护对象提供健康教育及基础护理指导	为患慢性阻塞性肺病的长期照护对象提供健康教育及基础护理指导		2）慢性阻塞性肺病患者健康教育及基础护理指导		
	2-2 常见传染性疾病的预防护理	2-2-1 能为长期照护对象提供常见呼吸系统传染病的预防护理	（1）识别常见呼吸系统传染病症状特点 （2）提供常见呼吸系统传染病预防护理 （3）穿脱隔离衣	（1）常见呼吸系统传染病预防护理	1）常见呼吸系统传染病种类及症状特点 ①流行性感冒 ②肺结核	（1）方法：讲授法、演示法、实训法 （2）重点：常见呼吸系统传染病隔离原则与预防护理、穿脱隔离衣 （3）难点：穿脱隔离衣	1 (+1)
					2）常见呼吸系统传染病隔离原则与预防护理		
					3）穿脱隔离衣		
		2-2-2 能为长期照护对象提供常见消化系统传染病的预防护理	（1）识别常见消化系统传染病症状特点 （2）提供常见消化系统传染病预防护理	（2）常见消化系统传染病预防护理	1）常见消化系统传染病种类及症状特点 ①病毒性肝炎 ②细菌性痢疾 ③轮状病毒感染	（1）方法：讲授法、演示法 （2）重点：常见消化系统传染病隔离原则与预防护理 （3）难点：识别常见消化系统传染病症状特点	1
					2）常见消化系统传染病隔离原则与预防护理		
		2-2-3 能为长期照护对象提供常见皮肤传染病的预防护理	（1）识别常见皮肤传染病症状特点 （2）提供常见皮肤传染病预防护理	（3）常见皮肤传染病预防护理	1）常见皮肤传染病种类及症状特点 ①带状疱疹 ②手足癣（灰指甲） ③疥疮	（1）方法：讲授法、演示法 （2）重点：常见皮肤传染病隔离原则与措施 （3）难点：识别带状疱疹、手足癣、疥疮症状特点	1 (+1)
					2）常见皮肤传染病隔离原则与预防护理		

续表

2.1.4 三级/高级职业技能培训要求				2.2.4 三级/高级职业技能培训课程规范			
职业功能模块（模块）	培训内容（课程）	技能目标	培训细目	学习单元	课程内容	培训建议	课堂学时
3.功能维护	3-1 日常活动指导	3-1-1 能指导长期照护对象进行坐位训练	指导长期照护对象坐位训练	日常活动指导	1）坐位、站位训练 ①坐位训练（适用对象、方法及注意事项） ②站位训练（适用对象、方法及注意事项） 2）步行训练及使用辅具移动 ①步行训练（适用对象、方法及注意事项） ②使用手杖移动（适用对象、方法及注意事项） ③使用助行器移动（适用对象、方法及注意事项）	（1）方法：讲授法、演示法、实训法 （2）重点：坐位、站位训练的方法及注意事项，步行训练及使用手杖、助行器移动的方法及注意事项 （3）难点：坐位、站位训练的方法，步行训练及使用手杖、助行器移动的方法	1（+3）
		3-1-2 能指导长期照护对象进行站位训练	指导长期照护对象站位训练				
		3-1-3 能指导长期照护对象进行步行训练	指导长期照护对象步行训练				
		3-1-4 能指导长期照护对象使用适宜辅具进行移动	指导长期照护对象使用手杖、助行器进行移动				
	3-2 功能训练	3-2-1 能指导长期照护对象进行主动肢体活动	（1）指导长期照护对象上肢肢体主动活动 （2）指导长期照护对象下肢肢体主动活动	主、被动肢体活动指导	1）主动肢体活动指导 ①上肢肢体主动活动指导（方法及注意事项） ②下肢肢体主动活动指导（方法及注意事项） 2）被动肢体活动指导 ①上肢肢体被动活动指导（方法及注意事项） ②下肢肢体被动活动指导（方法及注意事项）	（1）方法：讲授法、演示法、实训法 （2）重点：肢体主动活动和被动活动方法及注意事项 （3）难点：肢体主动活动和被动活动方法	1（+3）
		3-2-2 能指导长期照护对象进行被动肢体活动	（1）指导长期照护对象上肢肢体被动活动 （2）指导长期照护对象下肢肢体被动活动				

三级／高级职业技能培训要求与课程规范对照表

续表

2.1.4 三级/高级职业技能培训要求				2.2.4 三级/高级职业技能培训课程规范			
职业功能模块（模块）	培训内容（课程）	技能目标	培训细目	学习单元	课程内容	培训建议	课堂学时
4.心理照护	4-1 沟通交流	4-1-1 能与长期照护对象及其家属在发生冲突情况下进行有效沟通	(1) 识别与长期照护对象及其家属发生冲突的类型 (2) 与长期照护对象及其家属在发生冲突情况下有效沟通	沟通交流与精神慰藉	1) 沟通交流 ①与长期照护对象及其家属常见的冲突类型 ②常见冲突沟通方法及注意事项 ③团队常见不良情绪调节（消极、抱怨、浮躁、攀比嫉妒等）	(1) 方法：讲授法、演示法 (2) 重点：常见冲突类型，与团队成员沟通的技巧，不良情绪调节方法，情绪与行为变化特点及心理疏导方法 (3) 难点：常见冲突沟通方法，与团队成员沟通的技巧，不良情绪调节方法，心理疏导方法	1 (+1)
		4-1-2 能采取礼貌规范的方式与团队成员沟通交流，调节不良情绪	(1) 与团队成员沟通交流 (2) 调节团队中消极、抱怨、浮躁、攀比嫉妒等不良情绪				
	4-2 精神慰藉	4-2-1 能识别长期照护对象情绪和行为变化的原因	(1) 识别长期照护对象情绪和行为变化的原因 (2) 识别长期照护对象情绪和行为变化的特点		2) 精神慰藉 ①情绪和行为变化的原因与特点 ②心理疏导基本方法（倾听、积极关注、共情、正确认知等） ③针对性心理疏导		
		4-2-2 能根据长期照护对象情绪变化进行简单的心理疏导	(1) 提供基本心理疏导（倾听、积极关注、共情、正确认知等） (2) 针对情绪变化提供针对性心理疏导				
课堂学时合计							16 (+14)